통증의 고통에서 벗어나길 기원합니다

______________ 님께 드림

머리말

통증의 고통에서 해방되기를

현대의학은 인류의 질병치료와 수명 연장에 공헌하여, 100세 시대를 목전에 두고 있다.

그러나 안타깝게도 대다수의 사람들이 요양병원에서 오직 생명만 연장하기 위해, 약물에 의존하여 고통속에서 생을 마감하고 있다.

이러한 약물에 지나치게 의존한 치료법에서 벗어나기 위해 30여 년 전부터, 소문난 치료사를 찾아다니며, 다양한 침술과 카이로프랙틱, 맛사지 요법, 아로마테라피, 명상과 심리치료, 체질학 등 수없이 많은 치료법을 공부하였다.

이 과정에서 매일같이 하늘에 질병을 치료할 수 있는 능력을 달라고 간절한 마음으로 기도하던 중, 불연 듯 떠오른 영감을 토대로 스마일! 마법패치를 만들고 치료법을 개발하였다.

기적같은 통증치료

개정판

갈더 문준호 지음

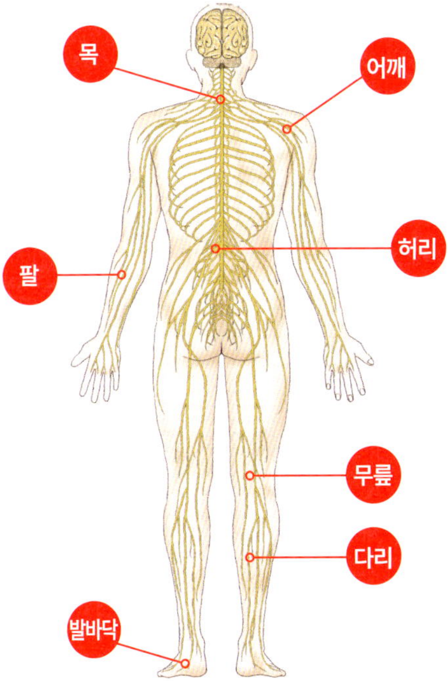

도서출판 정담

이 치료법으로 병원에서 약물을 최소로 쓰고 수많은 무릎, 다리, 발목 치료는 물론 목, 어깨, 허리 통증 및 각종 질병을 치료하였다.

아울러 이 치료법은 우리 몸의 면역력이 증가되어 건강이 증진됨을 알려드린다.

이제! 환자들이 내가 직접 치료하는 것과 같은 효과를 볼 수 있는 새로운 치료법을 만들어 처음 이 책을 통해 공개하며, 그간 나에게 감사와 격려를 주신 환자들이 건강하기를 바란다.

끝으로 이 책 발간에 수고하신 도서출판 정담 대표와 편집부 직원들에게 감사하며 회사의 발전을 기원한다.

갈더 문 준 호

목차

스마일! 마법패치
기적같은
통증 치료

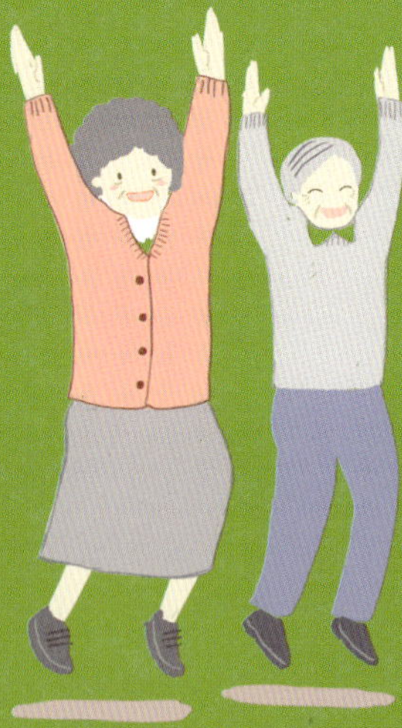

스마일! 마법패치 통증 치료!

- 정말 통증이 완화되고 치료될까?
- 어떤 성분도 없는데 통증이 완화되고 치료될까?
- 마법같은 효과 믿을 수 있을까?

통증?

"믿음과 확신의 스마일! 마법패치"

최근에 현대의학은

기존의 약물 치료법의 한계에서 벗어나

관절, 목, 어깨, 허리 무릎은 물론 피부병, 두통,

수족 냉증, 만성병 및 각종 병 치유에 효험이

입증되고 있다.

스마일! 마법 패치는

이미 이러한 환자를 치유하고 있으며,

그 효과가 마법 같다고 말하고 있다.

스마일! 마법패치로

병원에서

수많은 통증을 치료한

노하우를

이 책에 공개한다.

스마일 마법 패치의 치유 에너지

1. 태초에 우주가 폭발하여
   우주와 하늘과 천채가
   탄생할 때 생긴 태극 에너지
2. 우주의 완전체를 이루는
   절대적인 그리스도 에너지
3. 삼라만상의 형체를 제공하는
   광명(빛)의 불타 에너지

이 에너지들은 끊임 없이 우리 몸에 흐르고 있다.

스마일! 마법패치는
이 3개의 에너지를 도형화 하여
우리 몸의 건강유지와 질병을 치유한다.

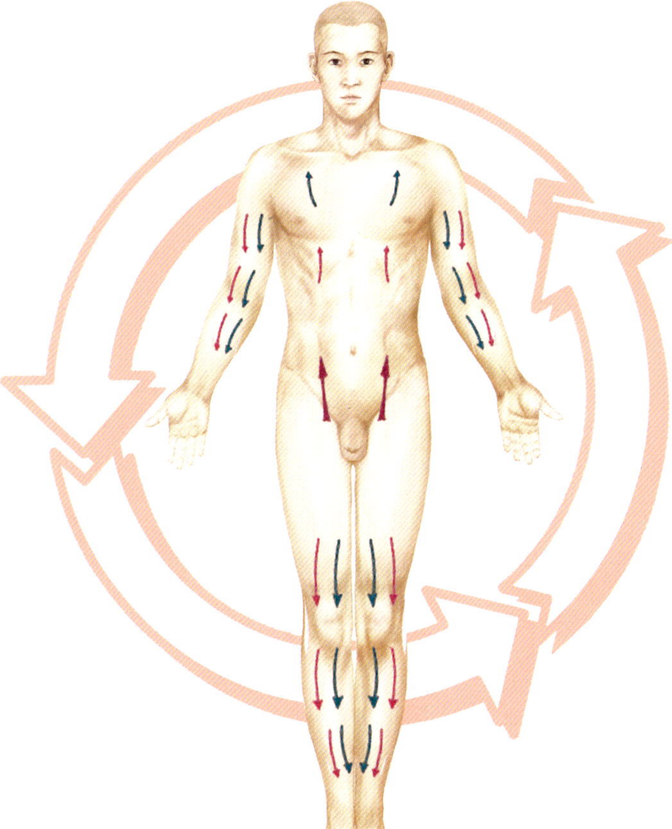

스마일! 마법패치의 효과

- 짧게는 30분 안으로 통증이 사라지기 시작
- 길게는 2시간 안으로 통증이 사라지기 시작
- 급성 통증은 일주일 안으로 치료
- 만성통증은 1~3개월 안으로 치료
- 쉽고 간편한 치료법

구슬이 서말이라도 꿰어야 보배이듯이

명의란 이론보다

통증을 잘 치료해야 한다.

만고의 진리

만병은

氣(에너지)가 막히면

통증과 병이 발생하고,

氣(에너지)가 소통되면

통증과 병이 치료된다.

스마일! 마법패치
통증이 왜! 치료될까?

우리 몸에 氣(에너지)가 정체되어
원활하게 흐르지 못하면,
세포와 조직과 기관을 연결하는
정보 시스템이 무너지며
이로 인해 통증이 발생한다.

스마일! 마법패치는
우주의 에너지인 氣(에너지)를
통증 부위에 끌어 들여
정체된 氣(에너지)를 소통시켜,
자율신경을 조절하여 통증과 병을 치료한다.

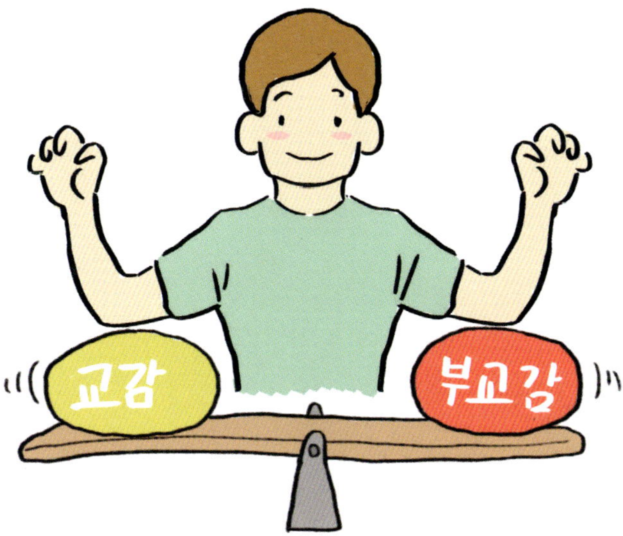

통증부위에 기가 소통되면 자율신경이
조절되어 통증이 사라진다.

1

스마일! 마법패치 치료법

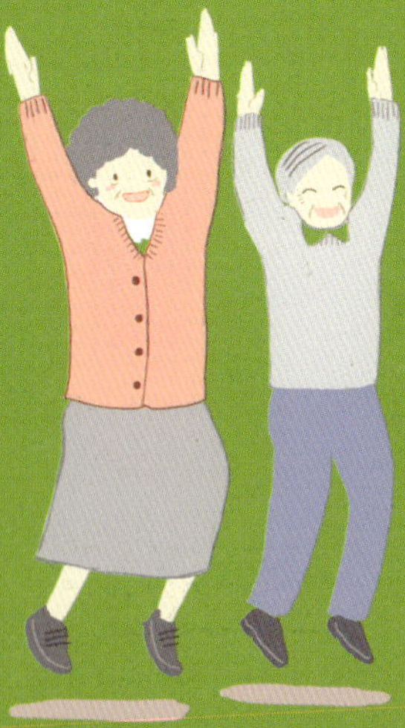

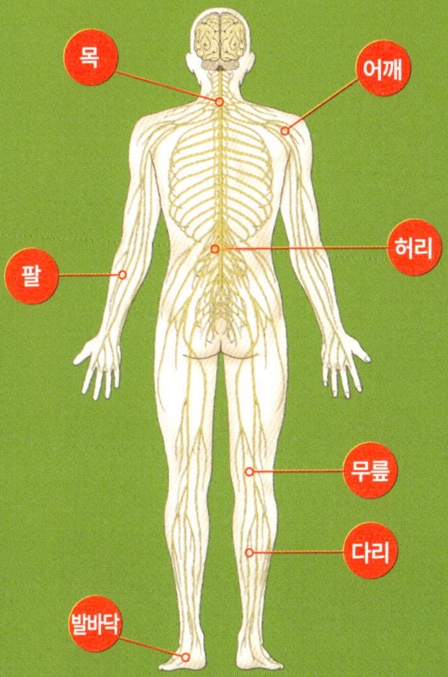

기혈소통! 몸도 스마일! 마음도 스마일!

■ 스마일 패치 붙이는 법

1. 목, 어깨, 팔, 허리, 엉덩이, 무릎, 다리 통증 시 패치를 배꼽에서 위 2cm, 아래 2cm, 좌측 2cm, 우측 2cm에 붙인다.

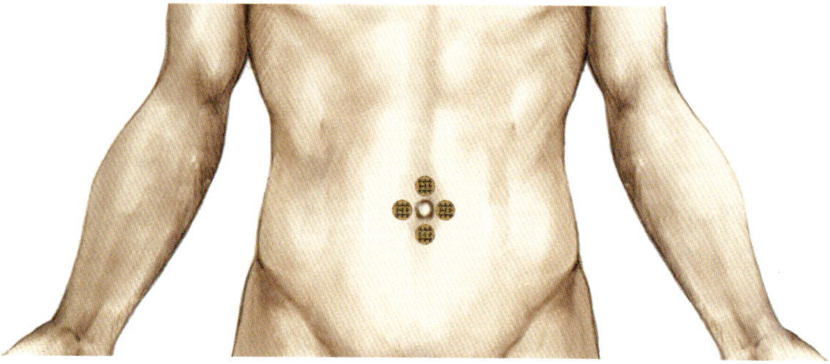

※ 가려우면 그 부위에 패치를 떼고, 뗀 부위에서 다시 위 1cm, 아래 1cm, 좌측 1cm, 우측 1cm에 붙인다. 가렵지 않은 부위는 떼지 않는다.

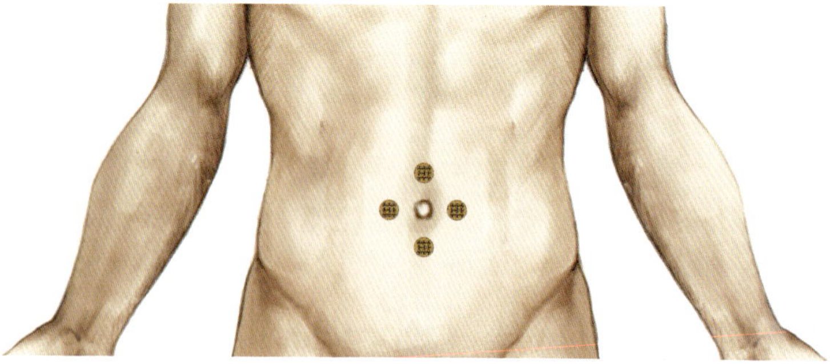

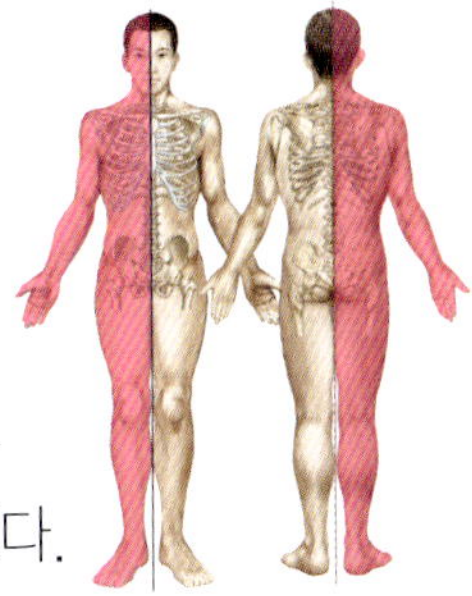

2. 우측 통증이면 그림처럼

❶ 우측 손목 안쪽 주름에 2개 붙이고

❷ 우측 손목 바깥쪽 주름에 2개 붙인다.

❸ 우측 발목 안쪽 복사뼈 위에 2개 붙이고

❹ 우측 발목 바깥쪽 복사뼈 위에 2개 붙인다.

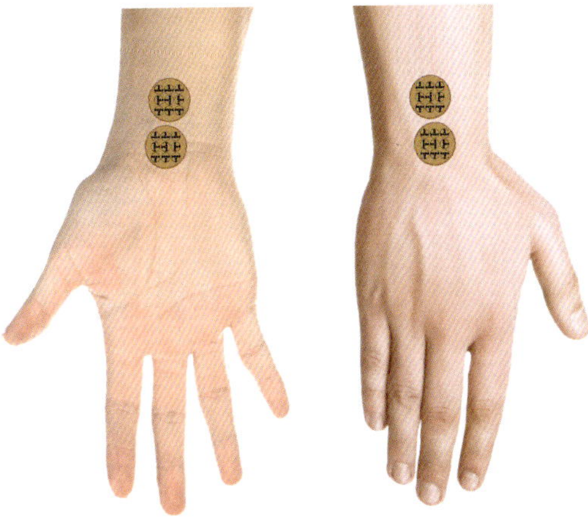

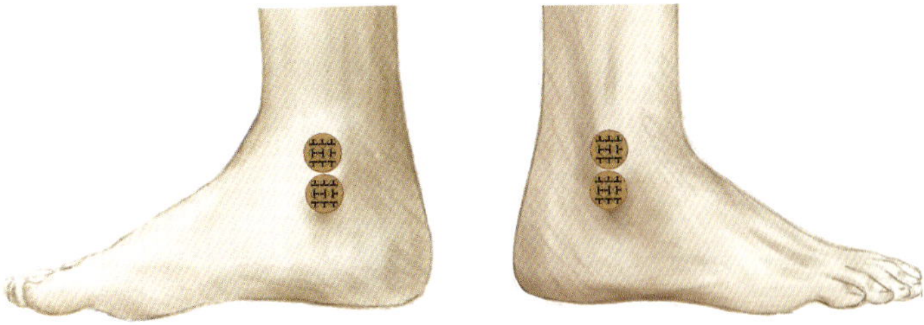

3. 좌측 통증이면 그림 처럼

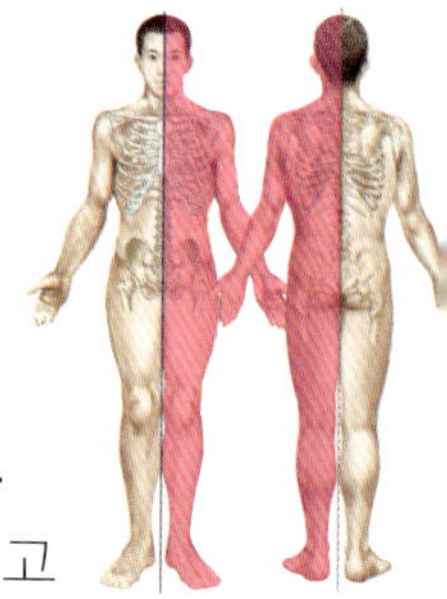

❶ 좌측 손목 안쪽 주름에 2개 붙이고

❷ 좌측 손목 바깥쪽 주름에 2개 붙인다.

❸ 좌측 발목 안쪽 복사뼈 위에 2개 붙이고

❹ 좌측 발목 바깥쪽 복사뼈 위에 2개 붙인다.

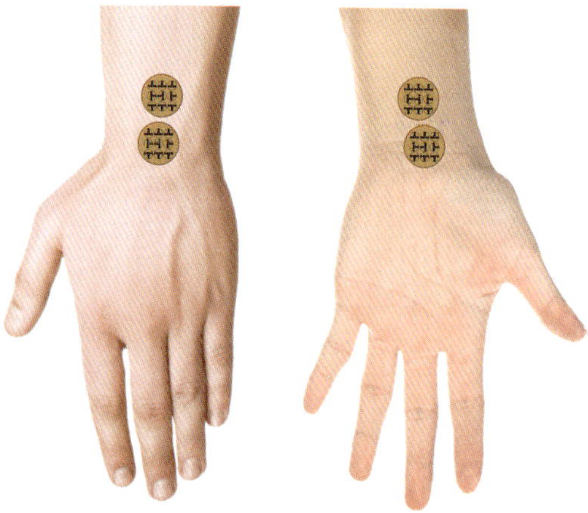

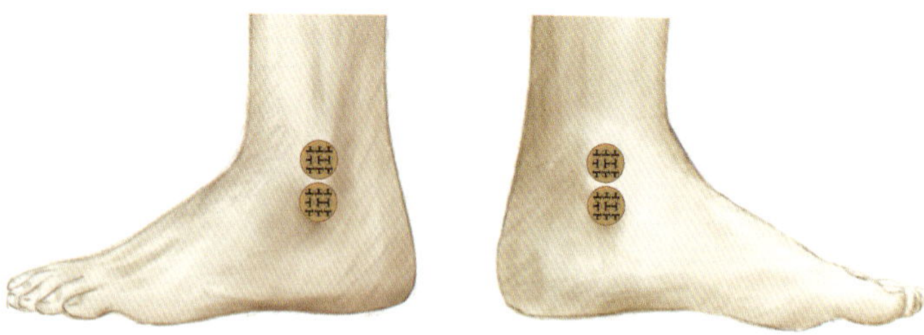

4. 많이 아픈 부위에 2개 붙이고
아픈 부위 반대편 부위에 2개 붙인다.

* 많이 아픈 부위에 붙이면 즉효성이 있다.

(예1)

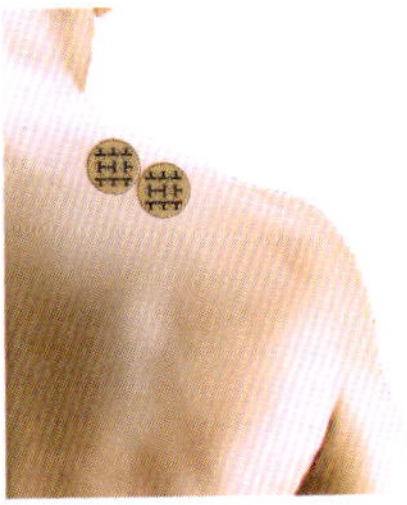
아픈부위

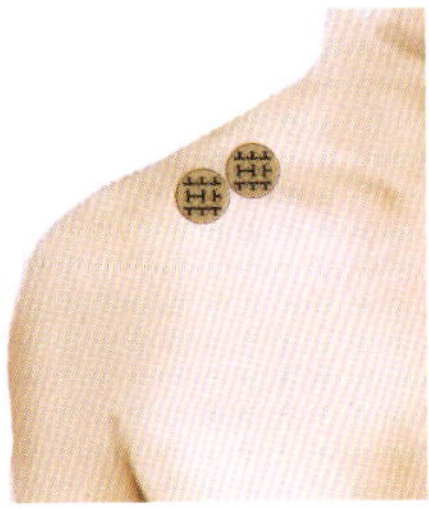
반대편부위

(예2)

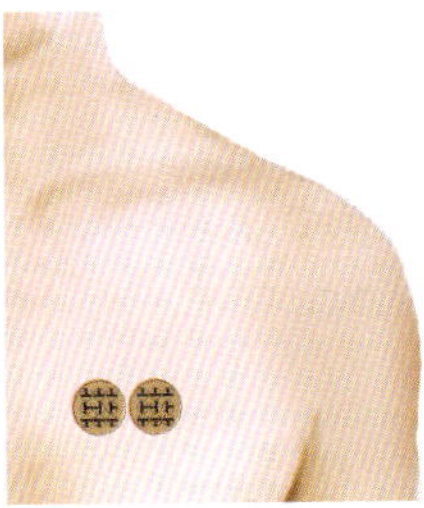
아픈부위

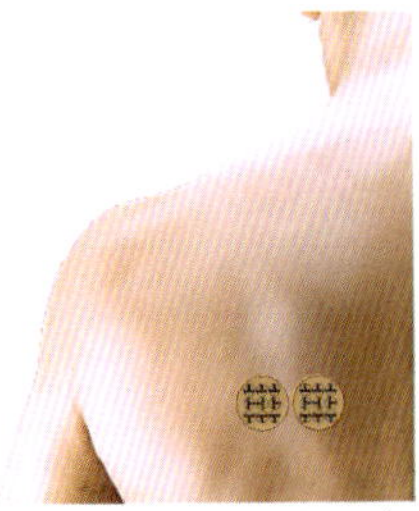
반대편부위

(예3)

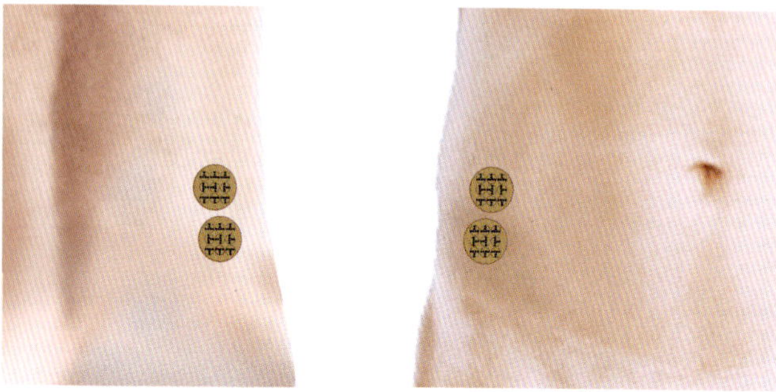

아픈부위 반대편부위

(예4)

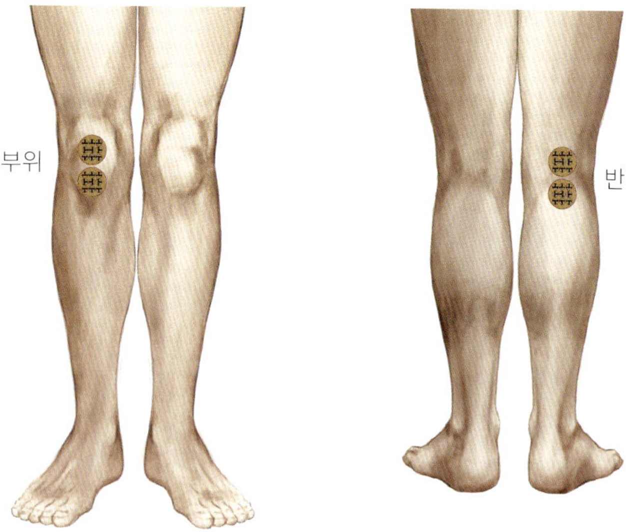

아픈부위 반대편부위

5. 엄지 손가락을 그림처럼 20분 정도 자연스럽게 잡는다.

* 즉효성에 도움이 된다.

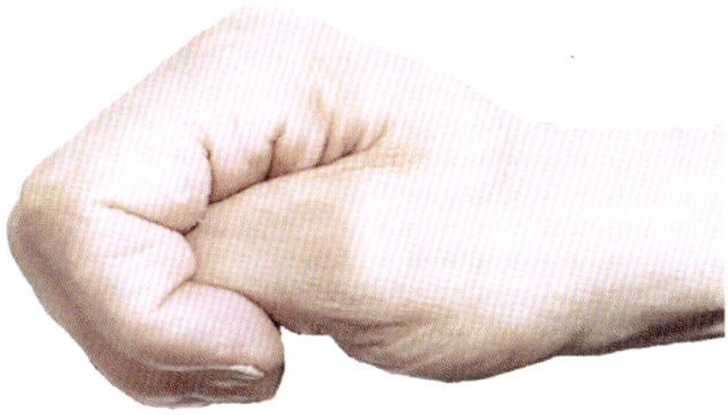

■ 사용 시 주의 사항을 반드시 숙지한다.

1. '스마일! 마법패치'를 **6일 동안** 붙이고, **7일째** 반드시 뗀다)계속 붙이면 효능저하 및 피부에 이상 반응이 생길 수 있다).
2. 피부에 가려움증 및 이상이 생기면 잠시 떼고, 다시 붙인다.
3. 패치 부착 부위를 깨끗이 하고 물기를 제거 한다.
4. 습기와 직사광선을 피하여 실온에서 보관, 저장 한다.
5. 패치의 접착력이 다 되었을 때는 사용을 금하고 폐기한다.

2

목통증 올바로 알고 치유하자

디스크란 목 쪽 척추인 목뼈(경추)와 목뼈(경추) 사이에 있는 추간판(디스크) 사이로 내부의 수핵이 빠져 나와 신경근 또는 척수를 누르는 질환이다.

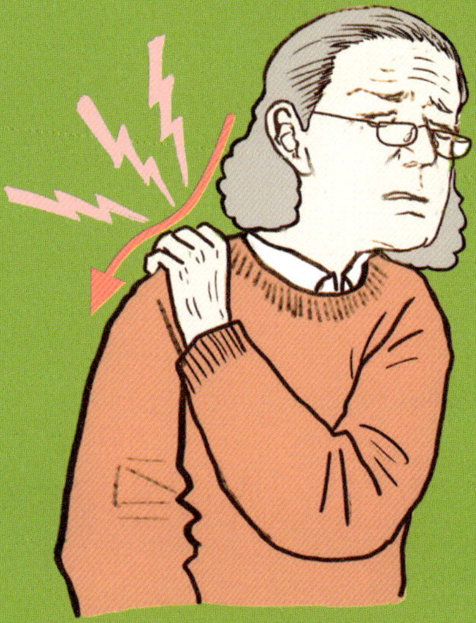

1. 목(경추)통증 이란?

목통증은

목뼈(경추) 사이의 디스크가 돌출되어

신경근육 또는 척수를 누르거나,

거북목으로 목뼈가 수직으로 변형되는 경우 발생한다.

통증이 점차 심해지거나 거동이 불편해질 수 있다.

목통증은

목, 머리, 팔 부위의 전반적인 통증을 말하며,

목의 굽힘, 폄, 측면으로의 구부림 등에 의해 악화된다.

* 목통증은 신경의 지배를 받는다.

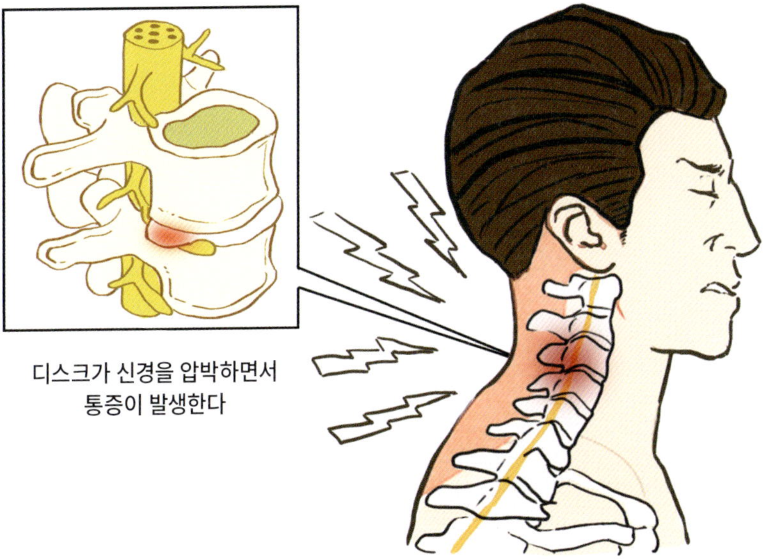

디스크가 신경을 압박하면서
통증이 발생한다

1) 목통증의 여러 가지 원인

목(경추) 통증은 대개 20세 이후부터
퇴행성 변화가 시작되며,
디스크 내의 수분이 감소하면서 탄력이 떨어진다.

이로 인해 일상생활에서의 잘못된 자세,
운동 중 잘못된 자세와 각종 부상에 의해 디스크가
후방으로 돌출하여,
신경을 압박하거나 관절의 뼈가 자라나
신경을 압박하면서 목(경추) 디스크가 발생한다.

대부분의 환자는 목뼈 부위의 근육이 경직되어 있으며, 운동 범위가 감소되어 굽힘 폄, 회전 시 통증을 호소한다. 또한 목 주위를 누르면 압통을 호소한다.

오늘날 우리들은 컴퓨터의 효율성으로 인해, 직장인과 학생들은 장시간 자판을 두들기면서 모니터 앞에서 작업하고 있다.

이들의 대부분은

컴퓨터 앞에 앉아 장시간 고개를 숙이고,

어깨를 앞으로 구부려 사용함으로서,

목뼈가 틀어져 목통증을 호소한다.

이러한 사람들은 현저하게 증가하고 있으며, 스마트폰 사용에 의한 목통증도 이와 같이 증가하고 있다.

2) 목통증의 여러 가지 형태

"사람의 목은 7개의 척추뼈로 이루어져 있으며 'C'자형으로 되어 있다."

7개의 척추뼈로 이루어진 사람의 목은 직립생활을 하기 때문에 앞으로 볼록한 완만한 'C'자형의 곡선을 이루고 있다.

이러한 곡선의 위쪽 끝에 머리의 중심이 위치할 때 목뼈와 디스크, 관절, 목 주위 근육 및 인대가 가장 편안한 상태를 이루게 된다.

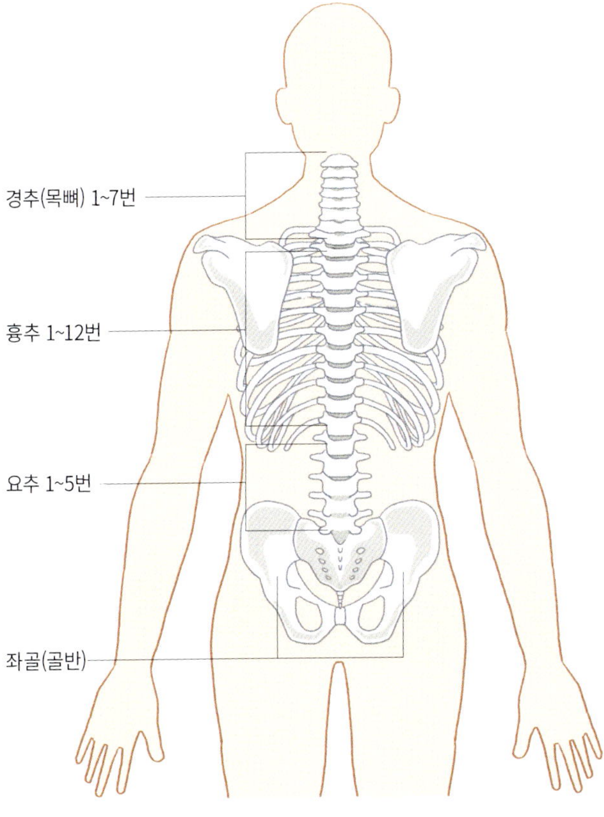

▶ 척추뼈의 구성

모니터를 장시간 바라보는 경우 흔히 고개가 앞으로 숙여져 'C'자의 곡선이 'I'자로 펴지거나 뒤로 볼록하게 반전된다.

이로 인해 목 디스크, 관절, 근육 및 인대에 많은 부담이 가해져 뒷목에 통증이 나타나게 된다.

이러한 통증은 흔히 뒷머리, 양쪽 어깨, 등 쪽으로도 뻗친다. 어떤 환자들은 이런 증상이 지신의 어깨나 등에 문제가 있는 것으로 착각하는 경우도 있다.

* 실제로 목통증을 호소하는 대부분의 사람은 목 디스크 환자이다.

목 통증 환자들은 '완만한 C자형' 모습을 보이는 정상인과는 달리, 대부분 'I자형'으로 곧게 뻗어있는 것을 볼 수 있다.

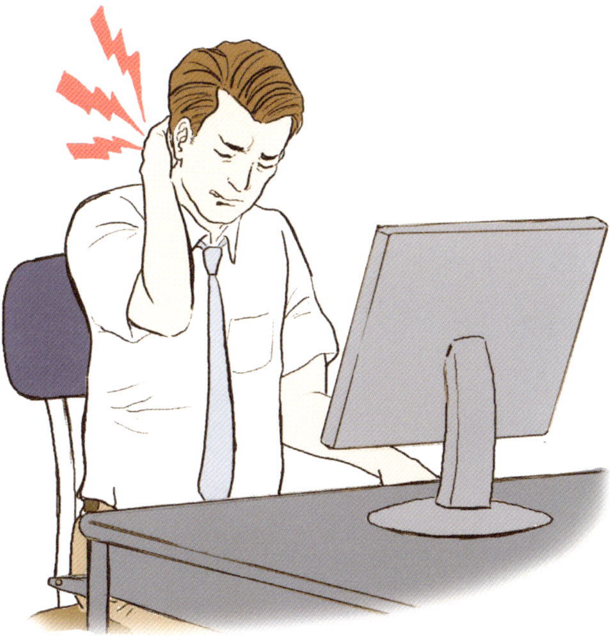

목통증은 크게 3가지로 나눌 수 있다.

❶ 목 근육 통증에서 가장 흔한 목 근육통

❷ 목뼈의 삠(염좌)에 의한 통증

❸ 목신경의 압박에 의한 통증

3) 목통증 예방을 위한 바른 자세

일상생활 속 바른 자세와 주기적인 스트레칭은 목 통증을 예방하고 호전시킨다.

- 책상과 모니터를 눈높이에 맞추고, 고개가 앞으로 숙여지는 자세를 피한다.
- 책상에 앉을 때 엉덩이를 의자 등받이 깊숙이 밀어 넣고, 허리를 펴고, 무릎을 엉덩이보다 높게한다.
- 30분에 한 번씩은 잠깐씩 목을 여러 방향으로 돌린다.

* 이 때 목에서 뚝뚝 소리가 날 정도로 비트는 동작은 목 디스크와 관절의 노화를 조장할 수 있다.

근무 중 잠시 휴식을 취할 때

목을 앞으로 숙인 채 잠자면

목에 무리가 가해진다.

이때 수건 등으로 작은 베개를 만들어

목 뒤에 끼워 넣으면

목뼈의 'C자형'을 유지할 수 있다.

목은 앞쪽으로 볼록한

목뼈의 'C자'형을 유지하면,

목이 긴장되지 않고 편안하게 이완된다.

이때 수건 등으로 작은 베개를 만들어 목 뒤에 끼워 넣으면 목뼈의 'C자형'을 유지할 수 있다.

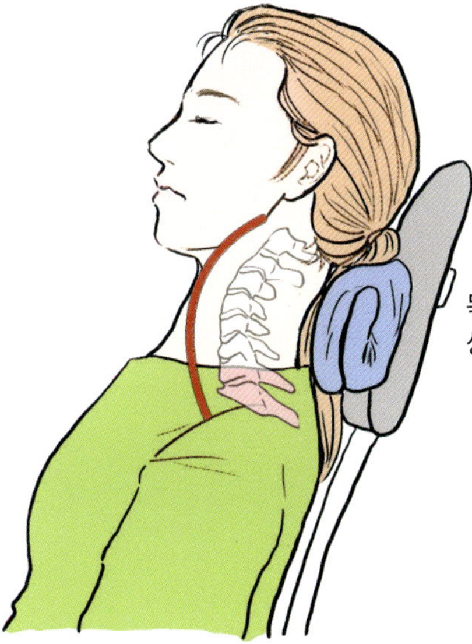

목뼈를 C자형의 커브
상태로 유지한다.

2. 목 디스크란?

목(경추) 디스크는 작은 충격에도 흔들림의 강도와 범위가 커 디스크가 밀려나올 위험이 높아진다.

목 디스크란 목뼈(경추)와 목뼈 사이의 디스크(추간판)가 탈출되거나 파열되어 목 디스크가 후방으로 탈출(밀려난) 된 상태이다.

이때 목 주위의 신경근육을 자극하여 목, 어깨, 등 그리고 팔까지 통증을 일으킨다.

'디스크'는 흔히 병명처럼 사용되어 왔지만 실제로는 병명이 아니라 척추뼈와 척추뼈 사이를 연결하는 구조물을 뜻한다.'

'디스크'의 정확한 의학 용어는 '추간판'이며 추간판은 모든 척추뼈와 뼈 사이에 있다.

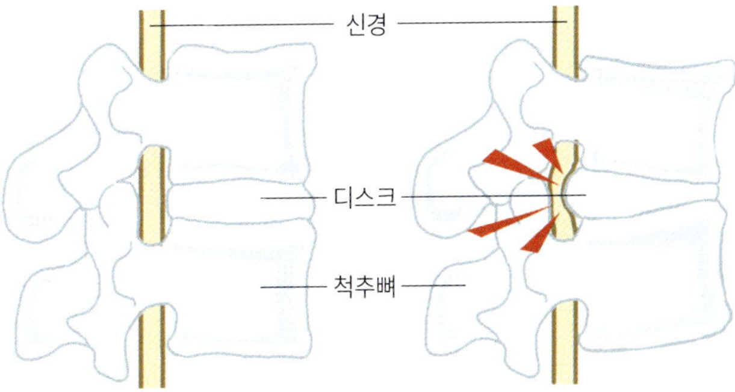

▶ 정상적인 상태의 디스크

▶ 디스크가 후방으로 탈출하여 신경을 압박하는 상태

‘디스크’는

① 바깥쪽은 탄력성이 좋고 질긴 섬유질 성분으로 된 섬유륜으로 되어 있고,

② 안쪽은 젤리처럼 말랑말랑한 수핵으로 되어 있다.

③ 수핵은 80%가 물이고 나머지가 콜라겐으로 구성되어 있어 젤리보다 훨씬 액체에 가까운 형태이다.

‘디스크’가 탄력성을 계속 유지할 수 있는 것은 수분을 많이 포함하고 있기 때문이다.

이러한 구조는 척추뼈에 가해지는 외부로부터의 충격을 흡수하고 척추의 움직임에 따라 몸을 유연하게 움직일 수 있도록 해준다.

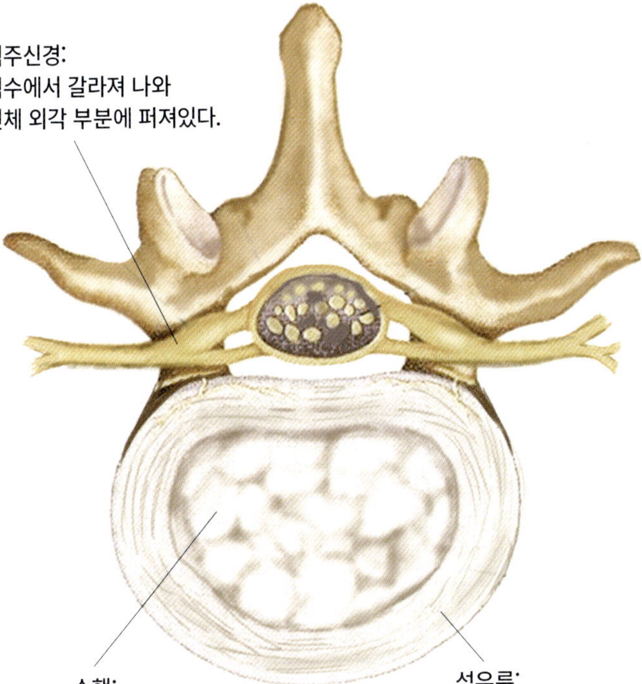
척주신경:
척수에서 갈라져 나와
신체 외각 부분에 퍼져있다.
수핵:
안쪽은 젤리처럼
말랑말랑한
수핵으로 되어 있다.
섬유륜:
바깥쪽은 탄력성이 좋고
질긴 섬유질성분으로
되어 있다.

▶ 디스크의 단면도

1) 목디스크의 원인

목디스크는 허리디스크와 마찬가지로 일종의 퇴행성 변화로 인하여 시작된다.

보통 20세 이후부터 디스크의 퇴행성 변화가 오기 시작한다.

이때 디스크내의 수분 함량이 부족하면 탄력성이 감소되어 가벼운 외상이 생긴다.

또한 장시간의 나쁜 자세 시, 디스크가 후방으로 돌출(밀려나)되어 신경을 압박하면, 목 디스크가 발병하게 된다.

* 팔이나 손의 근력 약화, 감각 저하 또는 저린 감이 있으면 목 디스크를 의심할 수 있다.

❶ 오랜 시간 컴퓨터 및, 스마트폰 사용 시

❷ 수분 감소로 근육에 탄력성을 잃고 굳어지는 노화.

❸ 사고 등 충격으로 목뼈나 관절 손상.

❹ 일자목, 거북목을 치료하지 않고 방치한 경우.

❺ 체형에 맞지 않는 과도하게 높은 베개 사용.

❻ 한쪽으로만 물건을 들어서 몸의 균형이 깨짐

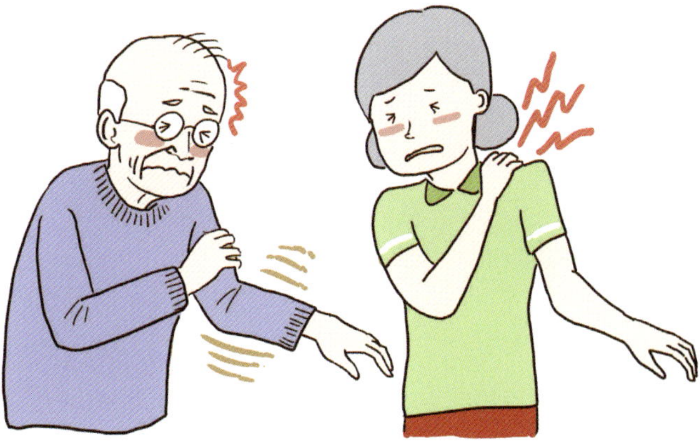

▶ 목디스크가 장시간 지속되면 목은 물론
어깨, 팔까지 통증이 방사된다

1) 목뼈의 구성

목뼈(경추)는 7개의 뼈로 구성되어 있으며, 이 7개의 목뼈 사이에, 쿠션처럼 충격을 흡수하는 연골 조직을 목 디스크 즉 경추 추간판이라 한다.

목 디스크가 있다고 해서 반드시 목이 아픈 것은 아니다. 어깨나 날개뼈 주변, 팔의 통증, 필을 따라 내려가는 저림 증상이 나타난다.

심하면 근력이 떨어지고, 두통과 현기증을 일으키기도 한다.

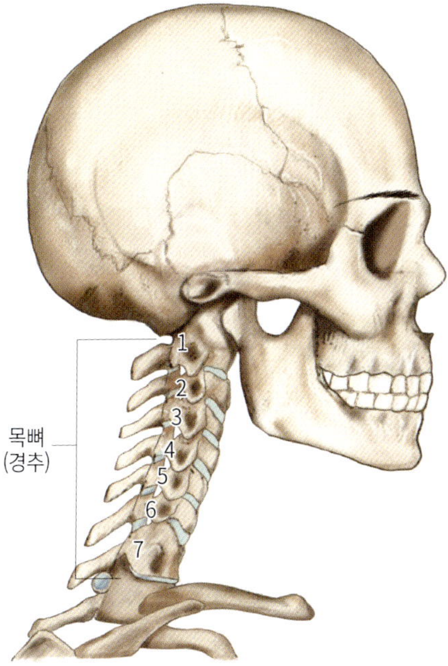

▶ 목뼈는 7개의 뼈로 구성되어 있다.

2) 목 디스크 증상

목 디스크 증상은 목의 뼈와 뼈 사이의 디스크(추간판)가 이탈되어 경추신경을 자극하거나 압박하여 나타난 신경성 통증이다.

첫 번째: 목통증과 목의 움직임이 줄어드는 운동범위 제한이다.

두 번째: 척수 신경에서 나오는 가지 신경인 신경근이 눌려 어깨나 팔, 손가락이 아프거나 저리고, 힘이 빠질 수도 있다.

나이를 먹으면서 퇴행성 변화가 나타나 추간판의 벽에 균열이 생겨서 디스크 내부의 수핵이 빠져나오게 되는 것이 주된 원인이다.

그러나 최근에는 컴퓨터, 핸드폰, 운전 등의 잘못된 생활습관과 자세로 인해 젊은 연령층에서도 많이 발생하고 있다.

목, 어깨, 팔, 손가락 통증과 전기가 오듯 저린 느낌, 쥐는 힘이 떨어져 물건을 놓치거나 팔을 들어올리기가 힘이 드는 등의 다양한 증상이 나타난다.

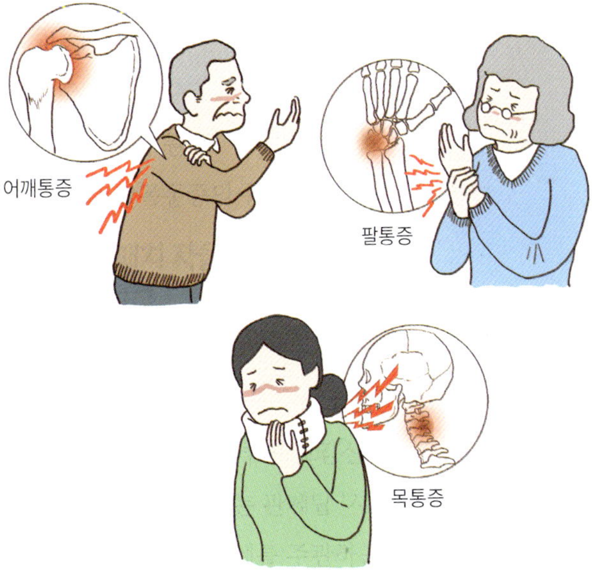

3) 목 디스크 부위별 통증

목 디스크의 증상은 디스크가 빠져나온 정도와 방향에 따라 달라지며, 대표적인 증상은 3가지이다.

❶ 어깨와 팔, 손 전체에 통증

목 디스크 통증은 튀어나온 목 디스크가 양쪽 어깨, 팔, 손으로 가는 신경을 눌러 생긴다.

따라서 신경이 목 부위에서 손상을 입으면 팔과 손으로 통증이 뻗어나가는 방사통이 생기게 된다.

❷ 팔의 힘이 빠지고 반신이 저리며 우둔해진다.

디스크의 수핵이 빠져나가거나 퇴행성 경추척추증 또는 경추관협착증 등으로 척수가 눌리면 대개는 팔의 힘이 빠진다.

척수가 눌린 정도에 따라서는 한쪽 팔만 마비되기도 한다.

하지만 양쪽 팔의 감각이 둔해지고 눈을 감으면 비실거리는 경우도 있으며, 이런 경우는 매우 위험하다.

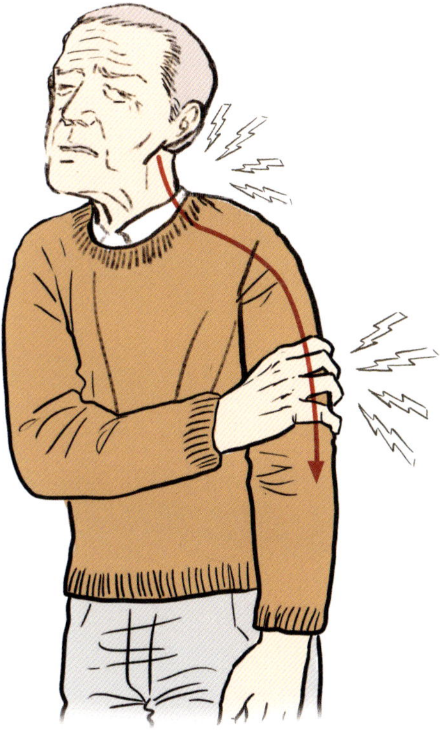

디스크가 신경을 압박하면서 팔과 손이 저리거나
힘이 들어가지 않는다

❸ 두통, 현기증, 어지럼증, 이명이 온다.

목의 C커브가 상실되고, 일자목이 된 경우라면 목이 펴지면서 혈관을 누르게 되는데, 이 때 뇌 쪽으로의 혈액순환에 장애가 생기기 쉽다.

혈액순환이 잘되지 않으면 산소 공급 역시 원활치 않게 되고 이로 인해 두통이나 현기증, 어지럼증, 이명 등의 증상이 나타난다.

또한 디스크의 수핵이 중앙에서 탈출되어 목을 지나는 신경인 목신경을 살짝 누르기만 해도 두통이나 현기증 같은 증상이 나타날 수 있다.

3. 목(경추) 통증의 종류

1) 목 근육통

목 근육통은 가장 흔한 목통증으로 목과 목 주위의 근육에 통증을 유발하는 만성통증증후군이다.

목은 움직임이 아주 많은 부분으로 여러 종류의 근육이 존재하게 된다. 이러한 근육들은 머리를 지지하고, 움직이는 기능을 수행한다. 뿐만 아니라, 보행이나 자세 유지에도 큰 역할을 한다.

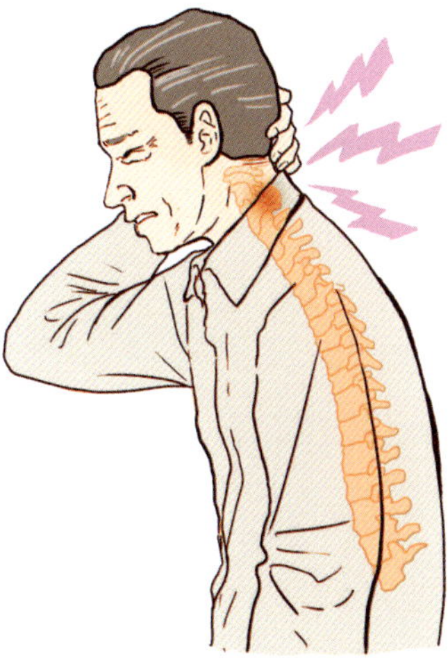

통증의 형태

목근육통의 정확한 원인은 아직 밝혀지지 않았지만 목과 연관된 연부조직의 손상이다.

과도한 스트레칭, 잘못된 자세의 운동으로 인한 조직 손상을 원인으로 보고 있다.

목(경추)**염좌**는 목 디스크의 파열과 손상이 없이 건이나 근육, 인대 손상으로 통증이 생기는 질환을 말한다.

병원 치료

주로 항우울제, 통증 완화를 위한 유발점 주사요법, 이완된 피로 근육에 전기 자극요법 그리고 열과 냉찜질 요법 등이 있다.

* 주사요법 시 많은 환자들은 일시적으로 두통과 목통증을 호소한다.

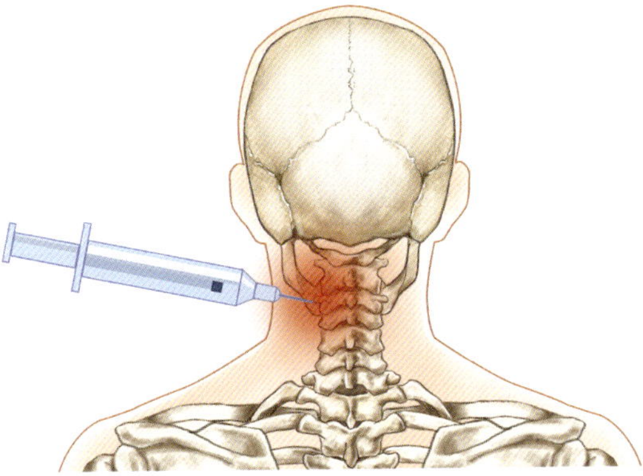

- 마취제 주사 시 경련을 야기시킬 수 있다
- 주사부위와 바늘로 인한 손상이다

2) 목뼈 삠(염좌)

급성 목 삠은 목과 관련된 연부조직을 손상시키며, 종종 등세모근이 이완되어 목뼈의 운동 범위가 제한된다.

일반적인 목통증의 원인은 컴퓨터, 운전, 운동 등 수많은 직업에서 목과 어깨를 과도하게 사용하여 생긴다.

통증의 형태

목통증은 뒷머리에서 시작되며 어깨뼈와 어깨뼈 안으로 퍼진다. 통증은 목과 어깨를 움직이면 악화되며, 종종 두통을 동반하기도 한다. 악화되면, 수면장애, 스트레스, 우울증이 발생 할 수 있다.

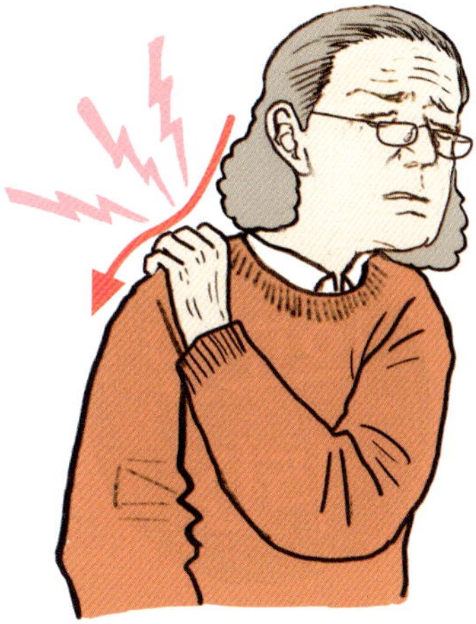

병원 치료

목뼈 삠(염좌)은 주로 비스테로이드 항염증제, 근이완제와 함께 물리치료와 열 치료 등이다.

* 주사요법 시 많은 환자들은 일시적으로 두통과 목통증을 호소한다.

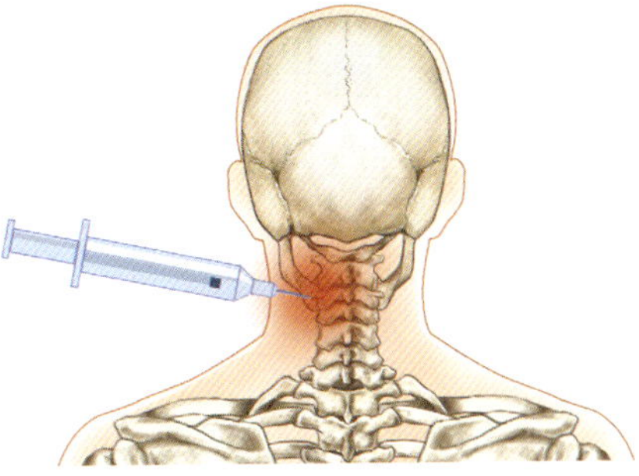

• 마취제 주사 시 경련을 야기시킬 수 있다
• 주사 후 두통과 목통증을 호소할 수 있다

3) 목 신경근육 통증

목신경 압박에 의한 통증으로 원인으로 추간판탈출증, 종양 등이 있다.

통증의 형태

목 신경근육 압박 부위에 동통, 저림, 이상 감각 그리고 팔의 통증을 호소하기도 한다.

병원 치료

주로 비스테로이드 항염증제, 근이완제와 함께 물리치료와 열치료 등이다.

* 주사요법 시 국소 마취제 시 경련을 야기 시킬 수 있다. 일시적으로 두통과 목통증을 호소한다.

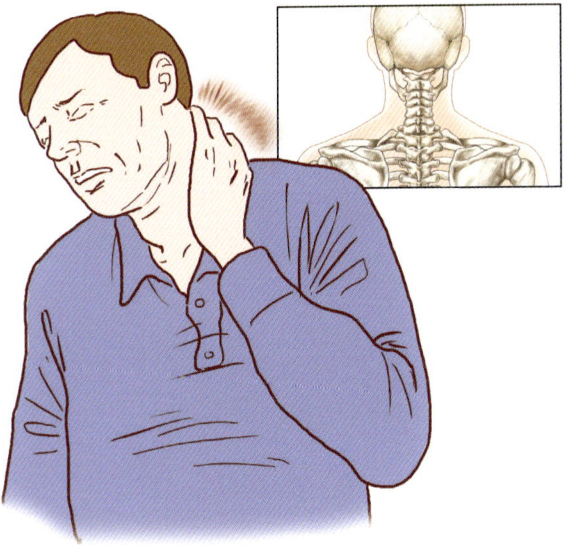

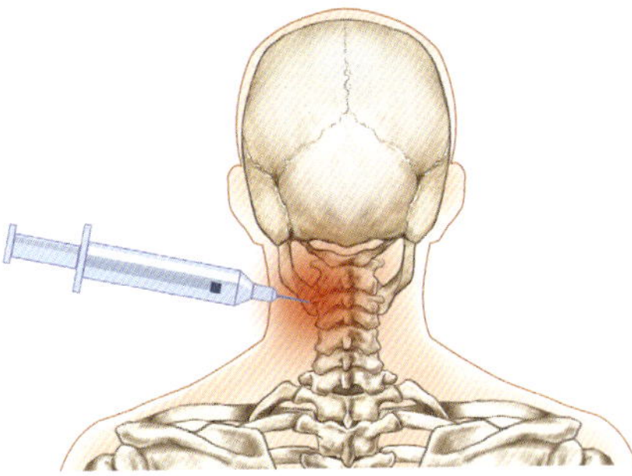

- 마취제 주사 시 경련을 야기시킬 수 있다
- 주사 후 두통과 목통증을 호소할 수 있다

TIP 목에 좋은 자세

잠 잘 때에는 가능하면 낮고 말랑말랑한 베개를 사용하며, 컴퓨터 사용, 독서를 할 때에는 책상위에 책 받침대를 사용하여 컴퓨터나 책을 눈높이에 맞도록 한다.

TV나 모니터 앞에 너무 오래 앉아 있거나 한 곳을 응시하는 것은 좋지 않으며 30분~1시간 마다 가볍게 목을 뒤로 젖히고 돌리는 가벼운 운동을 하도록 한다.

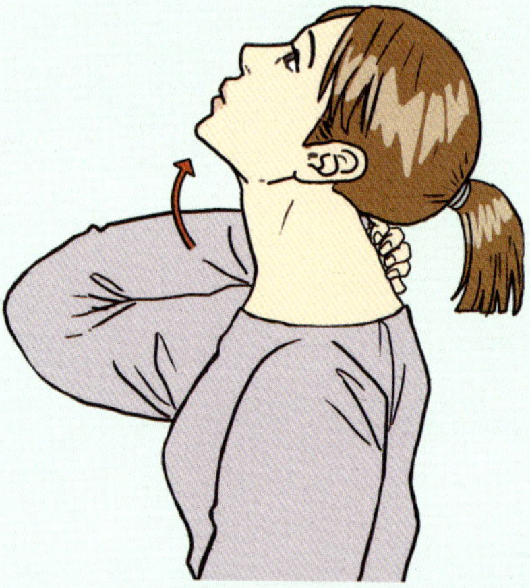

TIP 목에 나쁜 자세

무거운 짐을 머리 위에 이는 것, 목을 옆으로 세게 회전시키면 목에서 우두둑 소리가 나면 시원함을 느끼기도 한다.

그러나 이 동작을 반복하면 목 관절의 일부가 어긋나면서 뼈가 마찰되어 관절에서 뼈가 어긋나 신경을 압박하게 될 수 있기 때문에 주의해야 한다.

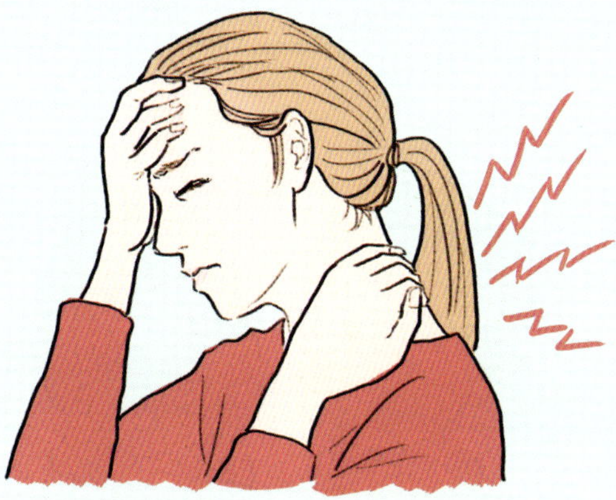

3

어깨통증
올바로 알고
치유하자

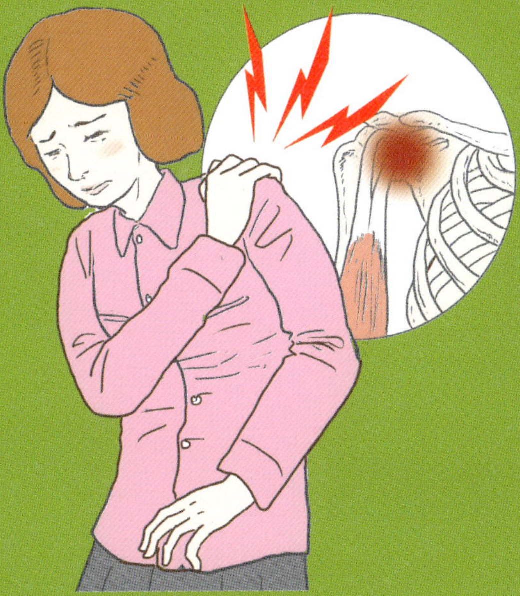

1. 어깨통증이란

어깨통증이란

50대 전후의 연령층에서 가장 많이 발생하는 질환 이다.

어깨통증은

어깨관절에 발생한 퇴행성 질환, 관절염 등을 포함하여, 인대 파열 및 손상, 근육 파열과 근육 통증, 활액낭 염증, 신경 눌림과 손상 등으로 발생한다.

이외에도 목에 있는 돌기사이관절의 이상, 목신경 근육 눌림 등으로 어깨의 통증을 호소할 수 있다.

* 돌림근(회전근)은 위팔뼈와 어깨뼈에 붙어있으며, 어깨를 회전할 수 있게 하는 어깨밑근, 가시위근, 가시아래근, 작은원근과 힘줄을 합친 근육이다.

어깨통증의 흔한 부위는

- 근막통증 증후군이 가장 흔하고,
- 어깨 관절을 감싸는 회전근개의 손상,
- 오십견으로 불리는 유착성 관절낭염 등이다.

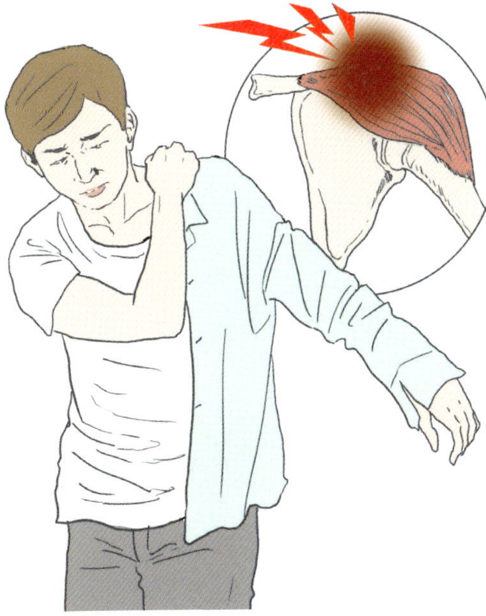

* 어깨근육 및 힘줄이 손상된 돌림근띠(회전근개) 파열인지 모르고 운동을 지속하거나 방치하면 증상이 악화되기 때문에 각별히 주의해야 한다.

2. 어깨 통증 종류

1) 퇴행성관절염

관절 연골을 손상시키면 뼈(골)관절염으로 발전한다.

뼈관절염은 어깨 통증과 이상을 유발시키는 가장 흔한 증상이다. 그리 크지 않은 외상이나, 미세한 손상이 반복적으로 가해질 때 발생할 수 있다.

어깨 퇴행성관절염의 원인은 어깨관절의 쿠션 역할을 하는 연골이 손상되거나 닳아서 생기는 염증과 변형이다.

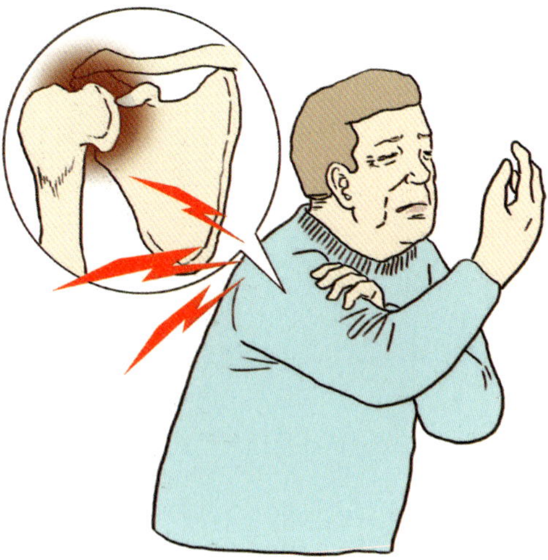

통증의 형태

주로 어깨와 위팔 주위에 통증을 호소한다.

쑤시는 뜻한 통증이 지속적이며, 관절을 움직이면 통증이 더 악화되며, 이로 인해 수면장애를 받을 수 있다.

어깨에 관절염이 생기면 어깨의 운동 범위가 좁아지며, 머리 빗질, 손을 위로 들어올리기 등의 불편을 호소한다.

병원 치료

* 주사요법 시 가장 많은 합병증은 감염이다.

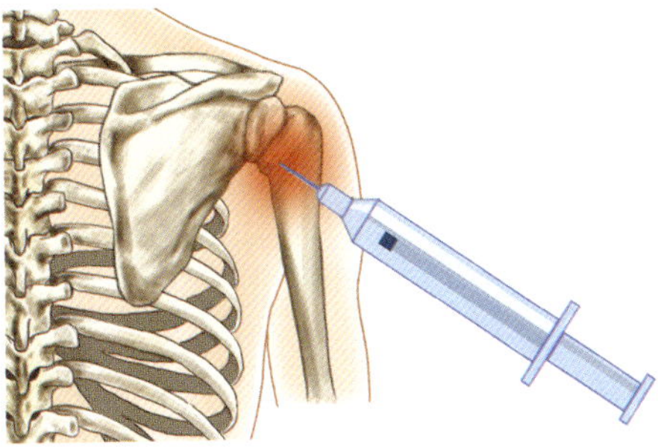

- 염증이 심한 부위에 직접적으로 주사할 경우 근육파열을 일으킬 수 있다.
- 회전건판이 손상 받을 수 있다.

2) 오십견(유착성관절낭염)

오십견은 단지 50세의 어깨 통증만 말하는 것은 아니다. 흔히 특별한 원인 없이 통증이 수반되는 유착성관절낭염과 함께 사용되는 병명이다.

특징은 만성적으로 어깨 관절의 통증과 운동장애, 특히 운동 범위가 모두 감소하는 것이다.

아직까지 오십견의 원인과 치료법을 명확히 제시하지 못하고 있다.

특별한 원인 없이 통증과 함께 운동 장애를 가져오는 특발성 유착성 관절낭염으로 본다.

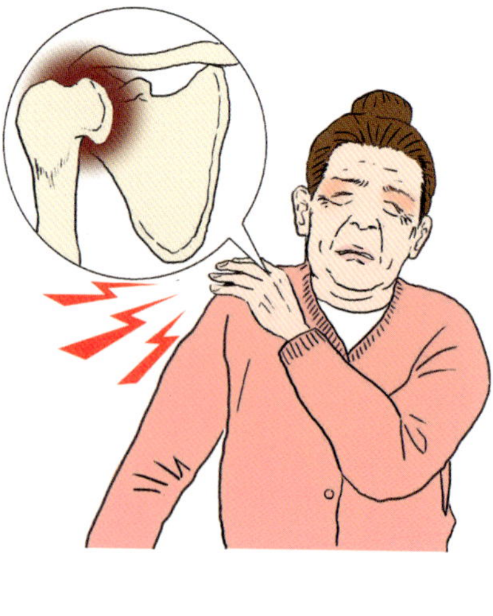

통증의 형태

특별한 외상이 없거나 경미한 외상 후에 어깨관절 부위에 통증과 어깨관절의 운동이 제한된다.

오십견은 심한 동통, 야간통과 운동 제한을 보인다.

흔히 누워 있을 때 통증과 수면 장애가 잘 발생한다.

병원 치료

초기 치료는 물리치료와 운동요법을 병행한다.

굳어진 정도가 오래된 경우에는 주사나 수술을 시행한다.

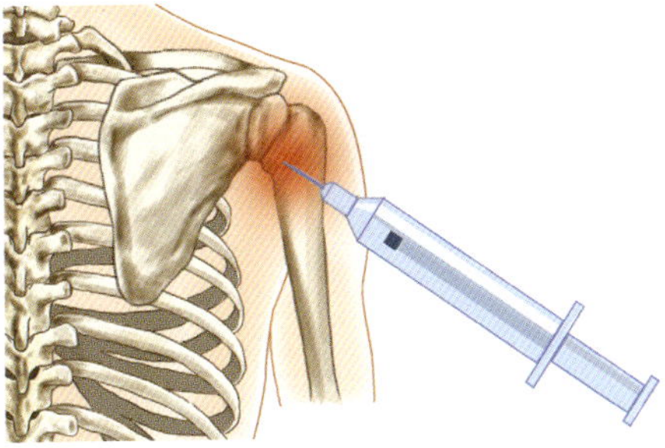

*** 주사요법의 부작용과 주의점:**

- 염증이 심한 부위에 직접적으로 주사할 경우 근육파열을 일으킬 수 있다.
- 염증이 심하거나 손상된 부위에 주사하면 건이 파열될 수 있다.

3) 어깨봉우리 쇄골(빗장뼈)관절 통증

어깨봉우리의 쇄골(빗장뼈)관절은 이 부위에 급성 타박상이나 반복적인 미세한 손상으로 다치기 쉽다.

손상 후, 급성염증이 잘생기며, 만성화되면 관절염이 생길 수 있다. 운동, 자전거, 던지기, 손을 위로 올려 하는 작업 등을 반복하는 경우에 손상되기 쉽다,

어깨뼈와 쇄골(빗장뼈)은 이어져 있기 때문에 장시간 앉아서 잘못된 자세로 작업을 할 때, 빗장뼈에도 무리가 생긴다.

그 외 대부분 외상과 쇄골 골절에 의해 생긴다.

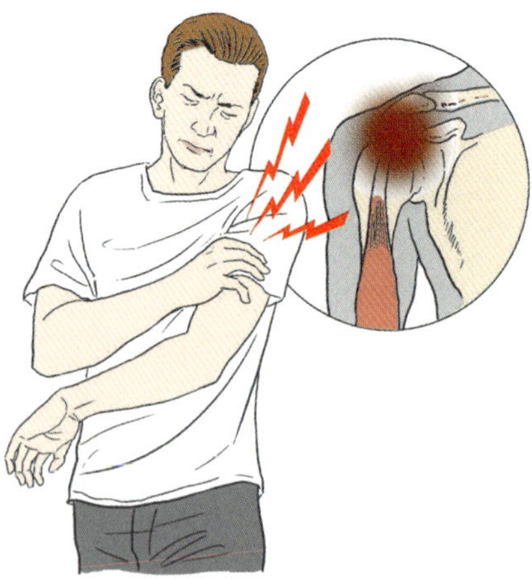

통증의 형태

통증의 반대쪽으로 손을 뻗으면 통증이 더 심해진다. 통증 부위의 어깨 쪽으로 잠자기가 불편하며, 아침에 일어날 때 삐걱거리는 감각을 느끼기도 한다.

병원 치료

초기 치료는 비스테로이드 소염제와 물리치료가 병행된다.

* 주사요법 시 합병증에는 감염이다.

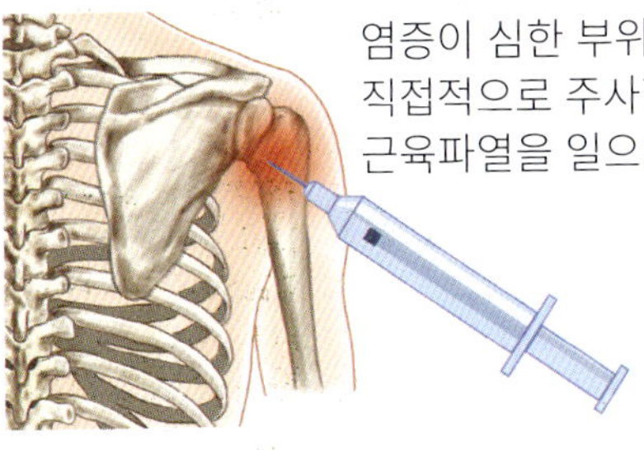

4) 어깨 안쪽의 두갈래근 힘줄(건)염

두갈래근(이두근)은 위팔 앞쪽에 위치하며,

힘줄은 근육과 뼈를 연결시켜 사지를 움직일 수 있게 한다. 두갈래근 힘줄에 염증이 잘 생긴다.

어깨봉우리 인대가 부딪치면 힘줄(건)염이 생길 수 있다.

특히 어깨관절의 과다한 사용이나, 올바르지 못한 사용을 반복하는 경우 대부분 급성 힘줄(건)염이 된다.

머리 위로 테니스 써브, 과격한 골프 드라이브샷, 야구, 수영, 등의 운동, 그리고 힘줄에 갑작스런 과다한 부하로 힘줄(건)염이 주된 원인이다.

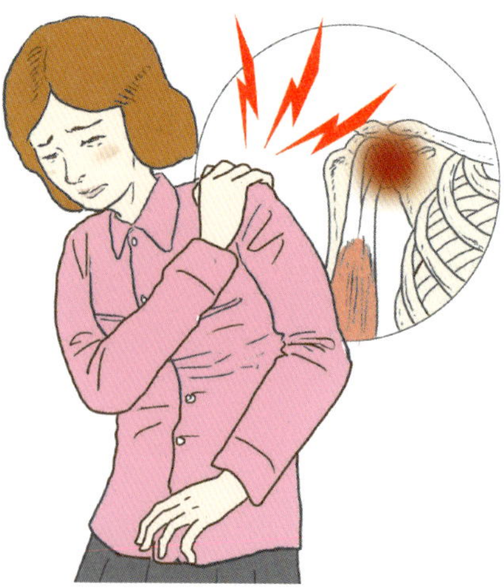

통증의 형태

지속적인 심한 통증이 주로 어깨의 앞 쪽에 온다.

앞의 반대쪽으로 손을 뻗으면 통증이 더 심해진다.

대개 야간통이며 수면장애를 유발한다.

머리 빗기, 브래지어 착용, 머리 위 물건 집기 등이 어려워지기도 한다.

병원 치료

* 초기 치료는 비스테로이드 소염제와 물리치료가 병행되며, 국소 냉온 찜질도 도움이 된다. 초기 치료의 효과가 신통치 않으면 마취제와 스테로이드 주사요법을 고려한다.

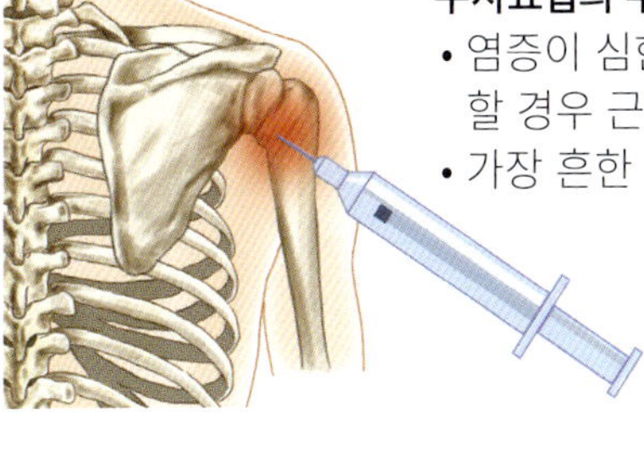

*** 주사요법의 부작용과 주의점:**

- 염증이 심한 부위에 직접적으로 주사할 경우 근육파열을 일으킬 수 있다.
- 가장 흔한 합병증은 감염이다.

4

팔 통증 올바로 알고 치유하자

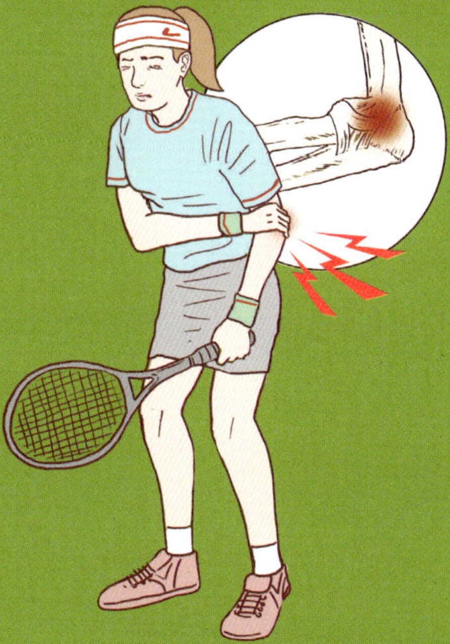

1. 팔꿈치 관절통증

흔히 힘줄(건)염과 윤활막낭은 팔꿈치 관절통과 같이 나타난다. 팔꿈치머리의 윤활막낭은 직접적인 손상이나, 관절의 과도한 사용으로 염증이 발생할 수 있다. 팔꿈치를 계속하여 쓰지 않으면 악화된다.

팔꿈치 외측의 통증은 주로 테니스엘보, 팔꿈치 내측의 통증은 주로 골프엘보다.

팔꿈치 외측에는 손목을 신전하는(손등쪽으로 젖힘) 근육이 시작하고, 내측에는 손목과 손가락을 안쪽으로 굽히는 근육이 시작한다.

통증의 원인

팔꿈치 과다 사용으로 팔꿈치 힘줄에 염증이 생겨 발생한다.

통증의 형태

팔꿈치 관절과 관절 주위가 욱신거리며 아프다.

대부분 팔꿈치와 위팔 쪽에 통증이 발생하며, 팔을 움

직이면 통증이 더 심해져 팔을 쓰지 않게 된다. 뜨거운 것을 대면 통증이 완화된다.

지속적으로 쑤시며, 통증으로 수면장애가 발생할 수 있다. 팔꿈치의 운동 범위가 좁아지며, 어떤 환자들은 관절을 사용할 때 나는 삐걱거리는 소리에 짜증을 낸다.

병원 치료

초기 치료는 비스테로이드 소염제, 국소마취와 물리치료, 국소 냉온 찜질 등이다. 주사요법의 가장 흔한 합병증은 감염이다.

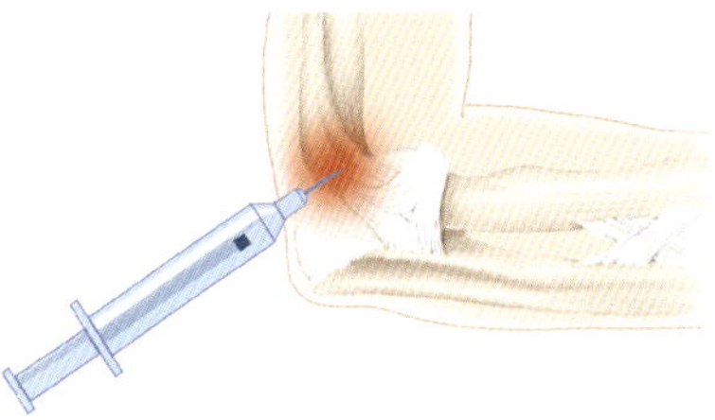

* **주사요법의 부작용과 주의점:**
힘줄에 직접 주사액을 넣었을 때
손상부위의 감염된 부위가
파열될 수 있다

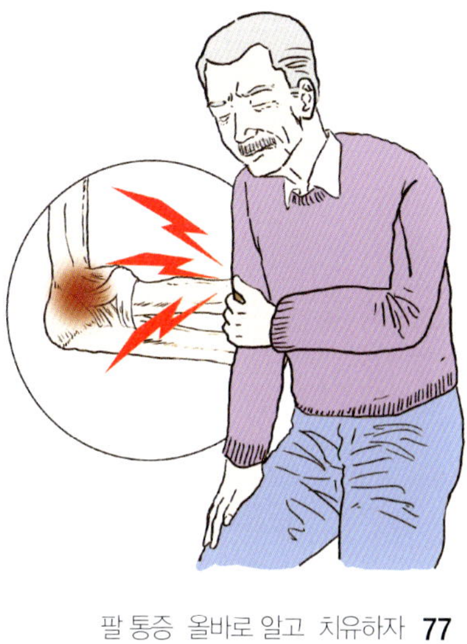

2. 테니스엘보, 골프엘보 통증

테니스엘보는 팔꿈치를 펼 때 작용하는 힘줄이 반복적으로 미세한 손상을 입었을 경우에 주로 발생한다. 손상 부위 인대에 미세한 파열이 생겨 통증이 생긴다.

반드시 테니스나 골프를 치는 사람에게만 나타나는 것은 아니며, 주로 손목과 팔을 많이 사용하는 사람에게 흔하게 나타난다. 이 질환은 집안일을 많이 하는 주부나 컴퓨터를 많이 하는 사람, 팔을 많이 쓰는 배드민턴, 골프 선수 등에서 특히 많이 발생한다.

통증의 원인

스윙 시 손목을 안쪽으로 구부리거나 한쪽으로 비틀때 해당 근육과 힘줄에 무리가 생겨서 발생한다.

통증의 형태

주 증상은 팔꿈치 통증이다. 통증이 지속적이며, 특히 손목을 세게 당길 때 악화된다. 주로 물건을 들 때(커피잔, 망치 등), 빨래나 행주를 짤 때 통증이 심하다. 통증으로 잠을 잘 자지 못한다.

통증이 가장 흔하게 생기는 부위는 우측 그림처럼 팔 바깥쪽의 안쪽의 뼈 부위(가쪽위관절융기)이다.

병원 치료

초기 치료는 비스테로이드 소염제, 국소마취와 물리치료, 국소 냉온 찜질 등이다. 주사요법의 가장 흔한 합병증은 손상된 부위의 감염된 힘줄의 파열이다.

* **주사요법의 부작용과 주의점:** 주사요법과 관련된 가장 주요한 합병증은 염증이 있거나 이전에 손상 받은 건에 대한 부작용이다.

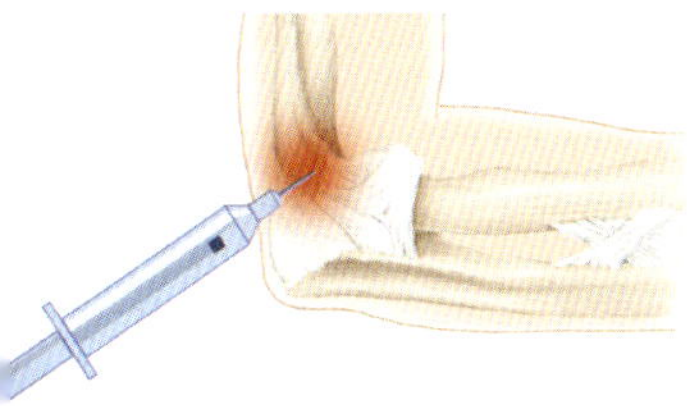

힘줄에 직접 주사액을 넣었을 때 손상부위의 감염된 부위가 파열될 수 있다

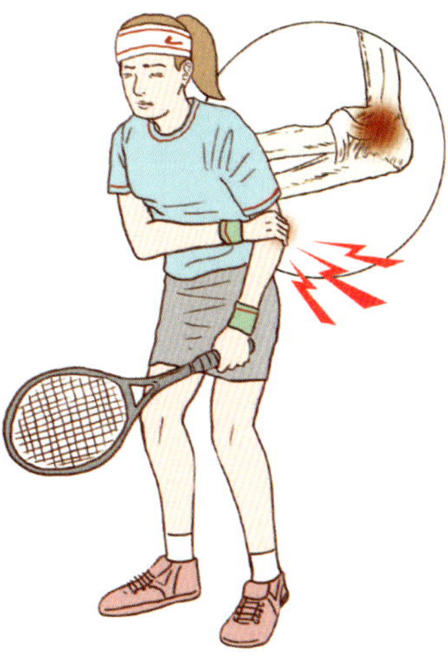

5

허리 통증 올바로 알고 치유하자

디스크란 목 쪽 척추인 경추와 경추 사이에 있는 추간판(디스크) 사이로 내부의 수핵이 빠져 나와 신경근 또는 척수를 누르는 질환입니다.

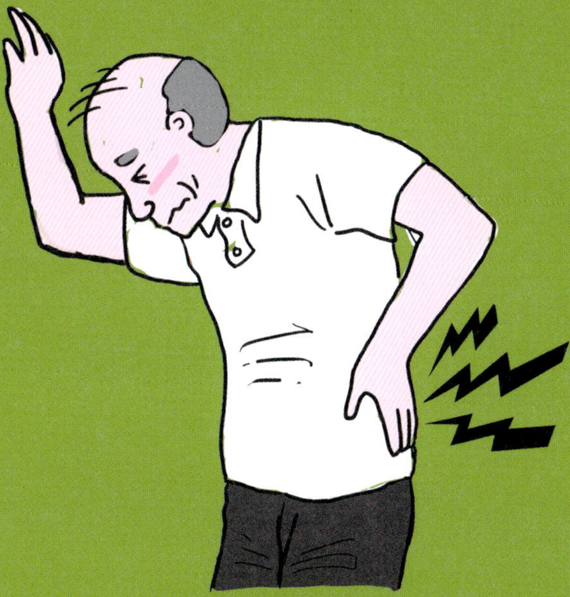

1. 허리통증이란

① 허리 통증

② 엉덩이(골반) 통증

③ 다리 통증을 말한다.

골반(엉덩이)은 허리뼈 아래 하트 모양의 큰 골격으로 허리뼈를 지탱해 주는 주춧돌이다.

때문에 골반이 틀어지면 허리뼈가 틀어지고,
허리뼈가 틀어져도 골반이 틀어진다.

골반이 틀어지면 혈액순환이 원활하지 못하여,
체내에 노폐물이 쌓여, 군살이 잘 붙는다.
여성 질환, 소화 장애 등도 나타난다.

허리통증의 유형

대부분의 허리통증은

척추와 그 주변의 관절, 근육, 인대, 신경 뿌리,

또는 척추뼈 사이의 디스크 질환으로 인해 발생한다.

국소 통증은

허리의 특정 부위에서 발생하는

가장 일반적인 유형의 허리통증이다.

방사 통증은

신경 뿌리가 압박 받는 것으로,

허리로부터 다리, 무릎, 발바닥까지 방사될 수 있다.

2. 허리통증을 발생시키는 척추는 5개의 큰 뼈로 구성되어 있다

- 목뼈(경추) 7개
- 등뼈(흉추) 12개
- 허리뼈(요추) 5개
- 엉덩뼈(천추) 5개
- 꼬리뼈(미추) 4개로 구성되어 있다.

척추는

- 몸의 평형을 유시하고, 부게를 지탱하는 기둥이다.
- 머리와 목, 몸통의 체중을 지지하고 몸의 위아래를 연결하며, 체중을 분산하고 몸의 균형을 유지시킨다.
- 척수와 척수신경뿌리를 보호하고 내장을 보호한다.

목뼈와 등뼈와 허리뼈는 각각 'S'자 모양으로 휘어져 있다. 목뼈, 등뼈, 허리뼈 사이에는 외부의 충격을 막아주는 디스크(추간판)가 있다.

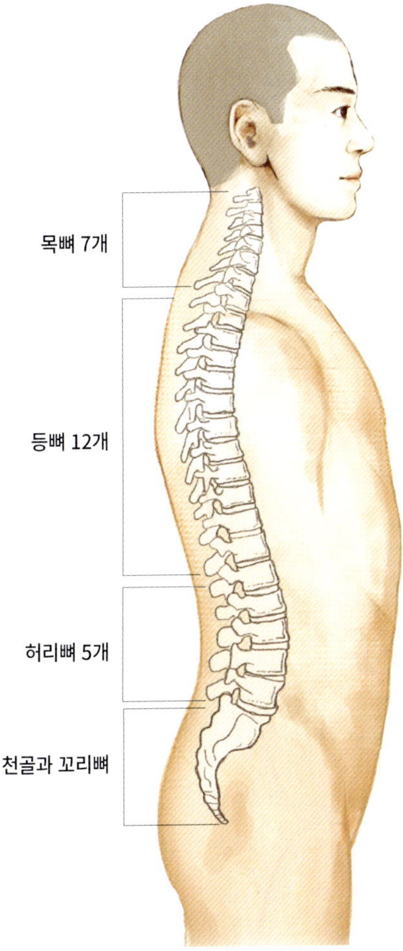

▶ 척추는 5개의 큰뼈로 이루어져 있다

3. 허리통증은 허리뼈와 연계된 허리디스크, 근육, 인대 등의 병변에 의해 발생한다

일반적으로 통증이
허리, 엉덩이, 넓적다리(대퇴), 발, 발바닥 까지
뻗친 것을 모두 허리통증이라고 말한다.

허리통증은 송곳으로 찌르거나, 칼로 베어내듯하거나, 누르는 듯하다.

특히 기침을 하거나 다리를 펴거나 구부리거나 동작이 바뀌거나 일어날 때 통증이 더욱 심하다.

다리를 뻗고 올리는데 제한이 있으며, 넓적다리를 복부 쪽으로 구부렸을 경우 다리의 완전한 구부리는 것이 불가능하다.

다리의 감각 저하 또는 근력 약화가 함께 나타날 수 있다.

디스크 관련 허리통증은 의자에 앉거나 숙이는 자세에서 디스크 압력이 높아져 증상이 더 심해진다.

* 나이가 들수록 발병률이 높아지지만, 오히려 신체활동이 왕성한 50-60대에서 가장 많이 발생한다고 알려져 있다.

4. 심한 허리통증의 핵심은 디스크 내부 손상과 디스크 외부 탈출이다

디스크는 종판, 섬유륜, 수핵으로 구성되어 있다.

- **수핵:** 디스크 내부의 중앙은 젤리와 같은 물렁물렁한 부드러운 수핵이 있으며 여기에는 다량의 수분이 함유되어 있다.
- **섬유륜:** 자동차 타이어 같은 딱딱한 컵질로 되어 있으며, 수핵을 겹겹이 감싸고 있어 수핵이 새어나가지 못하도록 하고 있다. 수핵을 겹겹이 감싸고 있는 섬유륜은 외부의 압력과 충격을 흡수한다.
- **종판:** 섬유륜 주위에는 물렁뼈의 탄성과 뼈의 강도를 가진 종판이 섬유륜을 감싸고 보호하고 있다. 신경에서 나오는 자극을 근육에 전하는 중요한 곳이다.

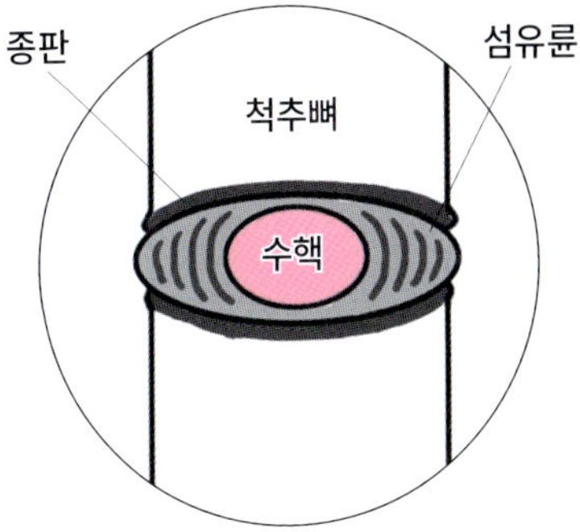

디스크의 손상이
허리통증의 가장 중요한 원인이다

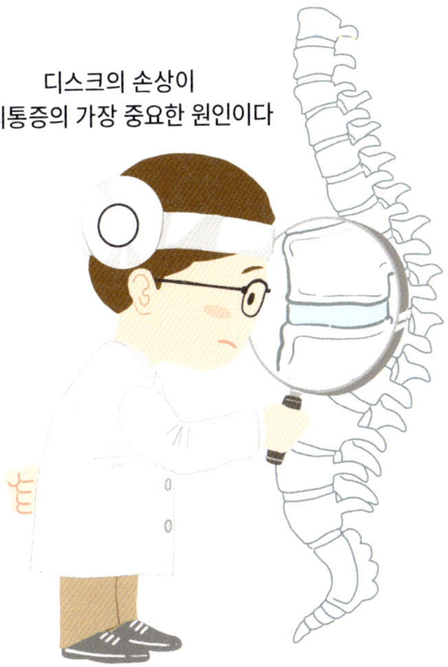

5. 허리디스크는 허리뼈와 뼈 사이의 완충역할을 한다

척추를 둘러싼 인대와 근육은 척추의 안정성을 유지하는데 필수적인 역할을 한다.

척추에 크게 두 가지 신경이 있다.

첫째, 뇌에서 연장되어 척추관 사이를 시나는 척수신경이다.

둘째, 척수에서 분지되어 추간공(척추사이구멍)으로 빠져나오는 신경근이다.

척수는 팔 다리 등의 운동 및 감각 그리고 자율신경 등을 지배한다.

* 좌골신경이 탈출된 디스크에 의해 압박 받으면 통증은 물론 마비까지 유발된다.

6. 허리통증의 대표적인 3개의 병명

① 디스크성 허리통증 ② 좌골신경통 ③ 척추관 협착증이다.

이 3개는 통증이 허리, 엉덩이, 다리와 발까지 뻗친다. 통증의 고통도 칼로 베어내듯하거나, 송곳으로 찌르는 것과 같이 매우 극심하다.

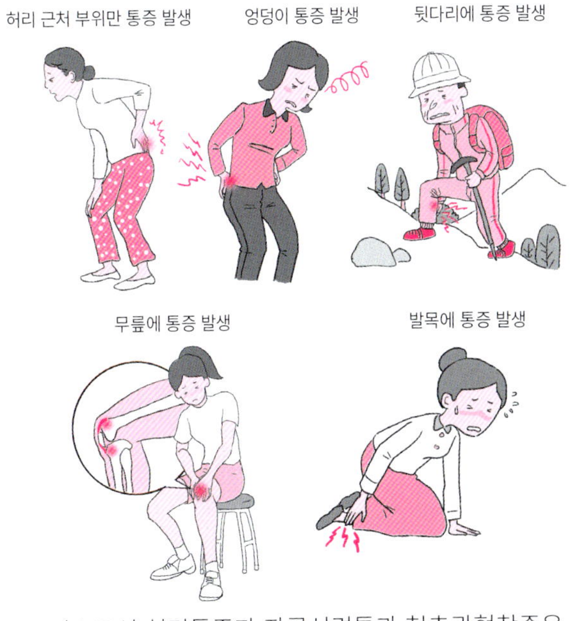
허리 근처 부위만 통증 발생
엉덩이 통증 발생
뒷다리에 통증 발생
무릎에 통증 발생
발목에 통증 발생

▶ 디스크성 허리통증과 좌골신경통과 척추관협착증은 통증 부위가 다양하다

7. 허리통증은 누구나 평생 동안 한번 쯤은 경험한다

어느 날 무거운 물건을 들다가 허리가 삐끗하거나, 아침에 잠자리에서 일어나다가 갑자기 허리가 아프거나, 아무런 이유도 없이 허리가 아파 똑바로 서지를 못하고, 앉았다 일어나기도 어렵고, 똑바로 걷기도 힘든 것을 누구나 한번쯤은 경험했을 것이다.

통증이 심하여 병원에서 X선을 찍어도 의사는 뼈에 아무런 이상이 없다고 한다.

간단한 처방과 함께 무리하지 말고 푹 휴식하라고 말한다.

급성 요통은 대개 짧으면 1~3일, 길어도 한 달 안에 저절로 치료된다.

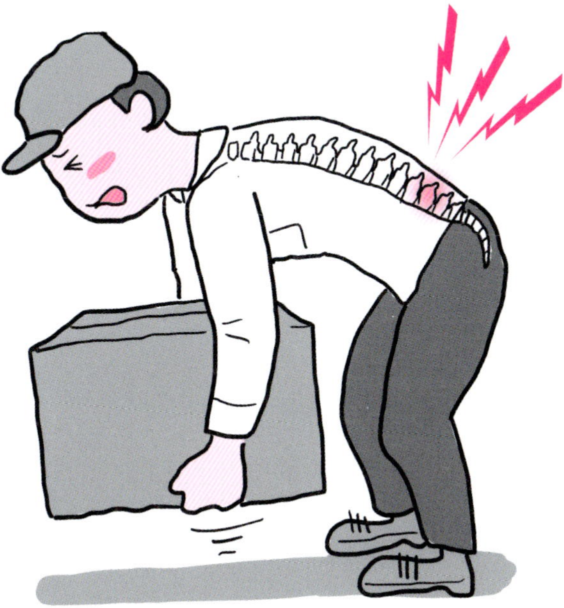

8. 허리통증의 원인은 대부분 근육 손상보다 디스크 손상이다

디스크 손상이 심하면 그 부위에 통증이 나타나며, 손상이 진행되면, 염증에 의한 통증이 발생한다.

사람들은 통증이 어느 날 갑자기 생겼다가, 일주일 또는 몇 달이 지나면 통증이 사라지는 것을 경험했을 것이다.

이것을 근육의 문제로 볼 것인가?

디스크의 문제로 볼 것인가?에 따라 치료의 방향이 완전히 달라진다.

"허리통증의 근본 원인은 근육이 아니라 디스크 손상이기 때문에, 디스크가 치료되어야 허리통증이 완전히 사라진다는 것을 분명하게 알아야 한다."

허리뼈가 틀어지면 골반이 틀어지고 골반이 틀어지면 허리뼈도 틀어진다

허리뼈와 골반이 틀어지면 척추 주위의 인대와 근육에 염증이 발생한다.

허리 디스크가 심하여 디스크가(수핵)가 탈출되면 디스크(수핵)가 엉덩이, 다리. 발의 좌골신경을 누르면 엉덩이, 다리, 발까지 통증이 발생한다.

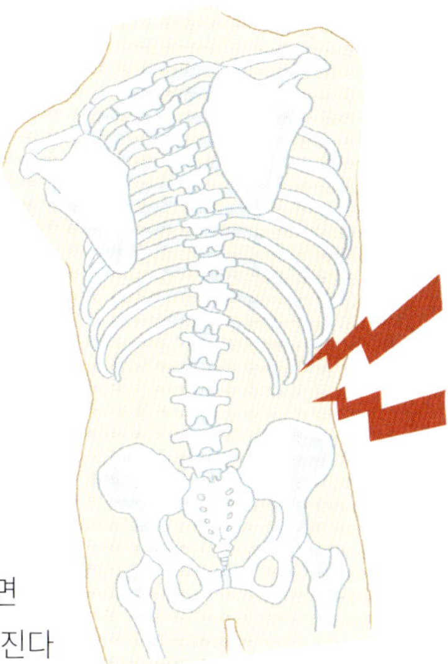

▶ 허리뼈가 틀어지면
골반도 같이 틀어진다

허리뼈의 전만과 후만

우리 몸의 허리뼈는 S형으로 되어 있다.

허리뼈가 배 쪽으로 휘어진 것을 요추 전만이라고 하며 등 쪽으로 휘어진 것을 요추 후만이라고 한다.

허리뼈와 뼈 사이에는 디스크(추간판)가 있다. 이 디스크는 외부의 충격이 가해졌을 때, 뼈와 뼈 사이의 충격을 막아주는 완충작용을 한다.

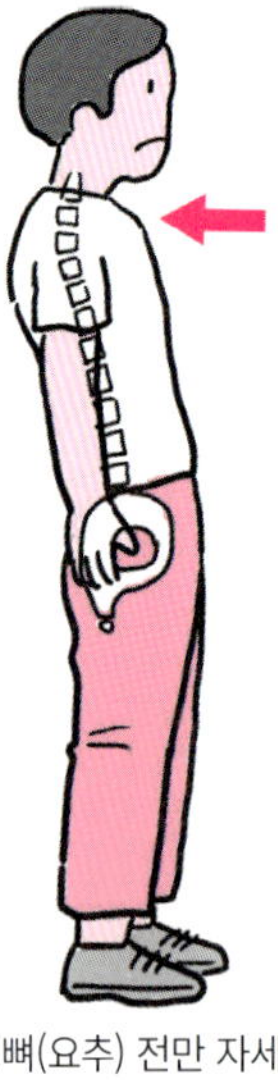
허리뼈(요추) 전만 자세

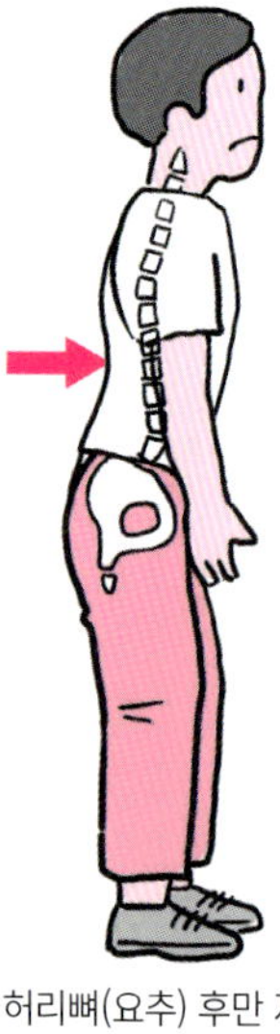
허리뼈(요추) 후만 자세

9. 급성요통과 만성요통

급성 허리통증(요통)은 보통 시간이 지나면 저절로 좋아진다.

잠자리에서 일어날 때 삐끗하거나, 무거운 물건을 들어 올릴 때, 잘못된 자세로 수면을 취했을 때 등으로 통증이 발생한다.

이로 인해 척추 주변이 근육이나 인대가 약해지고, 염증이 생겨 통증이 발생한다.

운동이나 물리치료, 침 등으로 좋아진다.

* 그러나 4주가 지나도 증상이 호전되지 않거나 더 악화되면, 허리 디스크나 다른 척추 질환을 의심하여 병원에서 검사를 받아야 한다.

* 스마일! 마법패치로 통증이 사라지고 치료된다.

만성요통은

일정기간 통증이 지속된다.

넘어져서 삐거나 생기는 외상보다는 주로 직업적 요인, 흡연, 비만, 노화 나쁜 자세, 스트레스, 척추 변형 등의 질병으로 인해 발생한다.

통증이 4~12주 이상 장기간 지속되며,

허리통증이 생겼다가 사라지기가 반복된다.

치료 예후가 나쁘고, 통증이 지속성으로 발생하기 때문에, 일상생활에서 많은 어려움을 겪는다.

- 특히 흡연이 만성요통의 위험 인자이다.
- 이미 약해진 근육은 약간의 충격만 가해져도 다치기 쉽고, 또한 디스크로 발전하기 쉽다.
- 평소에 걷기, 등산 등의 운동으로 반드시 근육을 강화해야 한다.
- 눕거나, 앉거나, 걸을 때, 운동할 때 작업할 때의 나쁜 자세가 허리통증 주된 원인이다.

만성요통의 40% 이상은 추간판 탈출증이나 좌골신경통 또는 척추관협착증 등으로 인해 척추가 변형된다.

10. 허리통증의 종류

1) 디스크성 허리통증

허리뼈(요추)와 허리뼈 사이에는 뼈끼리 부딪치는 것을 막아주는 쿠션 같은 역할을 하는 '디스크(추간판)'라는 젤리 같은 말랑말랑한 구조물이 있으며, 그 속에 찐득찐득한 '수핵'이 들어 있다.

디스크성 허리통증을 사람들은 그냥 허리통증이라고 말한다. 단순한 허리삠(요추염좌)과 허리통증(요통)은 보존적 치료만 받아도 1~2주 정도면 증상이 크게 완화되고 치유된다.

그러나 디스크성 허리통증은 만성통증으로 이어지기가 쉬워 조심해야 한다.

디스크는 허리뼈와 허리뼈의 완충 역할을 한다.

디스크가 제자리를 이탈해, 척추 신경을 건드리면

- 디스크성 허리통증과
- 다리 통증으로 고통을 겪게 된다.

디스크성 허리통증은 치료 기간이 길며, 통증이 오래 동안 환자를 괴롭힌다.

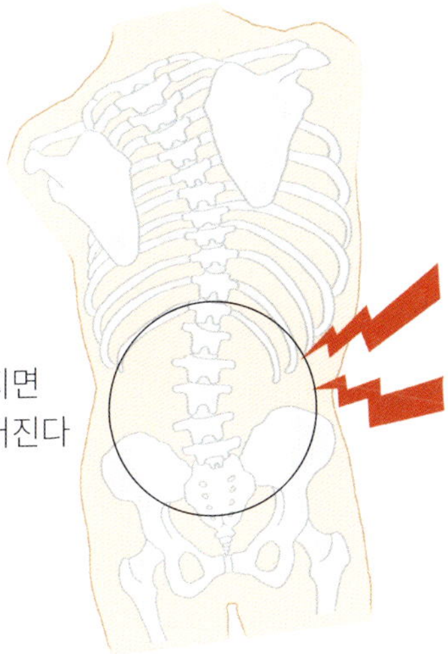

▶ 골반이 틀어지면 허리뼈도 틀어진다

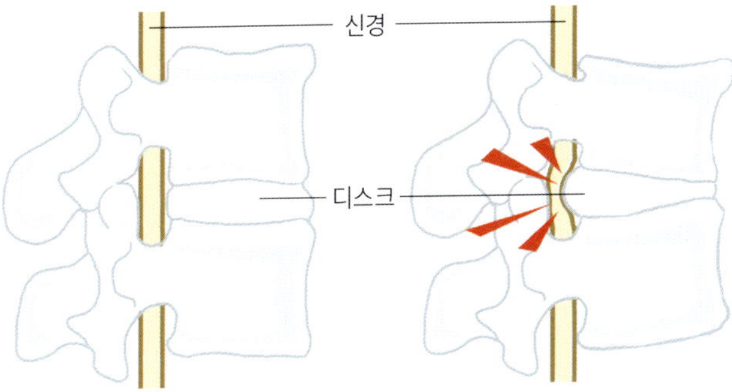

▶ 정상적인 디스크

▶ 척추 틀어짐으로 디스크가 눌려 신경을 압박한다.

디스크성 허리통증(디스크 내장증)은 디스크 내부가 손상된 것으로, 잘못된 구부정한 자세와 생활습관, 노화, 각종 질병, 외부 충격, 스트레스 등으로 인해 발생한다.

허리뼈와 뼈 사이의 구조물인 디스크가 압력을 받으면

- 종판이 손상되고,
- 섬유륜이 찢어지며,
- 수핵이 압력을 받고,
- 탈출된 디스크가 신경뿌리를 압박한다.

이로 인해 디스크 속 통각과 염증으로 인해
'디스크성 허리통증'이 발생한다.

* 많은 사람들이 호소하는 허리통증은 대개 '디스크성 허리통증'이다.

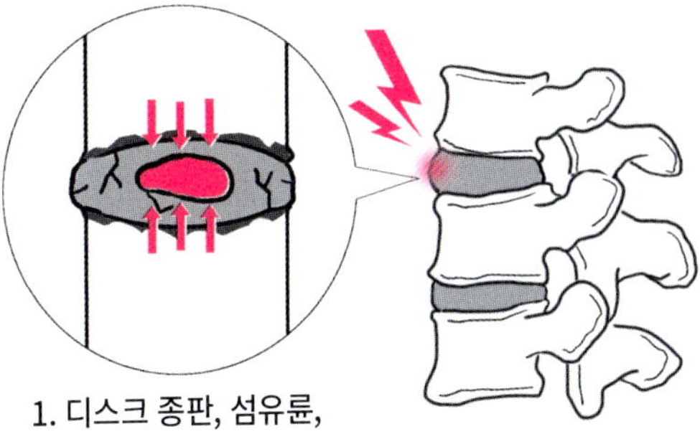

1. 디스크 종판, 섬유륜,
수핵이 손상되면

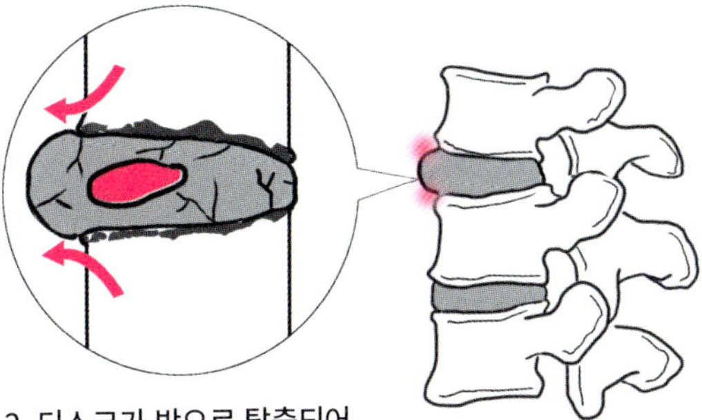

2. 디스크가 밖으로 탈출되어

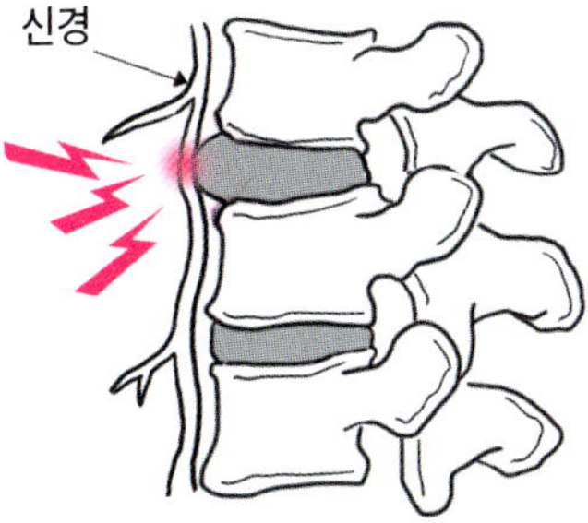

3. 탈출한 디스크가 신경뿌리를 압박하거나
신경에 염증을 일으켜 통증이 발생한다.

디스크성 허리통증은 좌골신경통과 같이 통증이 엉덩이, 허벅지, 다리, 발에는 발생하지 않고, 주로 허리에 발생한다.

초기에는 허리통증이 밋밋하게 아프며 통증이 생겼다가 없어지기를 반복한다. 그러나 시간이 지나면서, 어느 날 갑자기 견디기 힘들 정도로 통증이 극심해진다.

"디스크성 허리통증은 시간이 지나도 통증이 오래 동안 지속되기 때문에, 좌골신경통보다 고통이 더욱 심하다."

* 디스크성 허리통증은 MRI로 정밀하게 검사해도 허리 디스크에 별 이상이 발견되지 않는다.

디스크는

① 물렁뼈의 탄성과 뼈의 강도가 있는 **종판**에

② 자동차 타이어와 같은 **섬유륜**이 둘러싸고 있고

③ 섬유륜 속에 물렁물렁한 액체로 된 **수핵**이 있다.

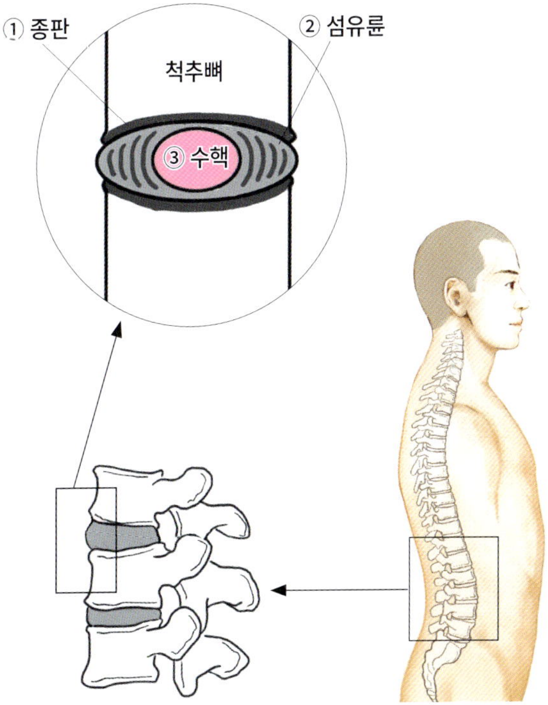

급성요통은 수일~ 수주일이 지나면, 대개 통증이 저절로 사라진다.

의사들은 급성요통을
"비특이성 요통", "요추 염좌", "근육성 요통"
이라 한다. 그러나 심각한 문제가 숨어 있다.

첫째: 초기에 밋밋한 요통이 반복하다가
어느 날 갑자기 견디기 힘들 정도로 심해진다.

허리가 아파 뛸 수도 없고, 걸을 때 방향만 바꿔도
허리가 끊어질 것처럼 아픈 고통이 계속되며,
몇 달이 지나도 통증이 호전되지 않는다.

둘째: 허리통증이 심해졌다가 호전되기를
수없이 반복하다가,
나중에 디스크가 탈출되어 좌골신경통이 발생한다.

셋째: 더욱 심각한 것은 디스크 탈출이 사라지고 좌골 신경통이 없어져도, '디스크성 허리통증'은 치료되지 않았기 때문에 디스크성 허리통증을 치료해야 한다.

각종 원인으로 허리뼈(요추)가 압박 받으면 디스크가 손상 된다.

- 의자에 비스듬히 기대어 앉거나, 다리를 꼬고 앉는 자세
- 허리에 부담을 주는 무거운 물건 들어올리기
- 등을 굽히고, 어깨를 오므리는 자세
- 꼿꼿하게 장시간 서 있는 자세
- 옆으로 눕거나 엎드려 자는 자세
- 노화로 인해 골밀도와 디스크의 퇴행
- 교통사고, 낙상 등의 외부 충격
- 정신적, 육체적 스트레스 등

TIP 허리 디스크의 의학적인 병명은 '요추 추간판탈출증'이다

허리 디스크가 외부의 큰 충격이나, 잘못된 자세로인해, 디스크(수핵)가 섬유륜을 밀고 빠져나와
신경 뿌리에 묻으면 염증이 생겨 통증이 발생한다.

그리고 빠져나온 디스크(수핵)가 좌골신경을 누르면
통증이 엉덩이, 무릎, 다리, 발가락 까지 뻗친다.

뿐만 아니라 뇌에서 척수로 이어지는
운동 신경이 압박 되면, 다리 근력이 약해지는 등
여러 가지 증상이 나타나며,
움직이거나 자세를 바꿀 때 통증이 더욱 심해진다.

TIP '디스크성 허리통증'의 병원 치료

현재 까지 의학적으로,
손상된 디스크의 근본적인 치료법은 없다.

디스크 염증에 의한 허리통증은 시간이 지나면,
자연적으로 좋아실 수 있다.
그러나 그 기간 동안 심한 통증으로,
환자들은 염증을 빨리 치료하기 위해 병원에 간다.

병원에서는 주로
'소염 진통제나 스테로이드 주사'로 치료한다.

* 스마일! 마법패치와 치유법으로
짧은 기간에 통증이 호전되고 치유된다.

2) 좌골 신경통(궁둥신경통)

좌골(궁둥)신경통은
'좌골신경'과 '신경통'이 합쳐진 용어이며,
디스크(수핵)가 탈출되어 생긴 통증이다.

좌골(궁둥)은 두덩뼈(치골)와 함께
골반을 둘러싸는 골반뼈로 이루어져 있다.

좌골신경통의 90%이상이
탈출된 디스크가 신경을 눌러서 생기며,
주로 허리뼈 4~5번 사이에 발생한다.

좌골신경통은 좌골신경을 따라 띠 모양으로 통증이 엉덩이, 다리, 발까지 뻗치는 신경통이다.

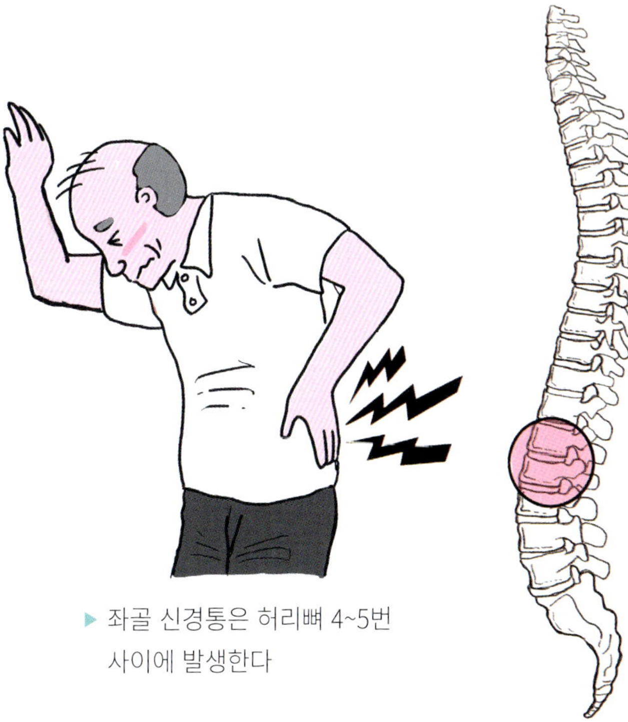

▶ 좌골 신경통은 허리뼈 4~5번
사이에 발생한다

* 디스크성 허리통증은

스마일 마법패치로

짧은 기간에 통증이 사라지고 치유된다.

좌골신경통은

아래의 3개의 과정을 통해 발생한다.

1. 먼저 디스크(종판, 섬유륜, 수핵)가 손상되면
2. 디스크 속 수핵이 밖으로 탈출되고,
3. 탈출된 디스크 속 수핵이
   ① 좌골(궁둥)신경이지나가는
   엉덩이, 다리, 발 신경을 눌러 통증이 발생한다.
   ② 탈출된 수핵이 신경뿌리에 묻으면
   신경뿌리에 염증이 생겨 통증이 발생한다.

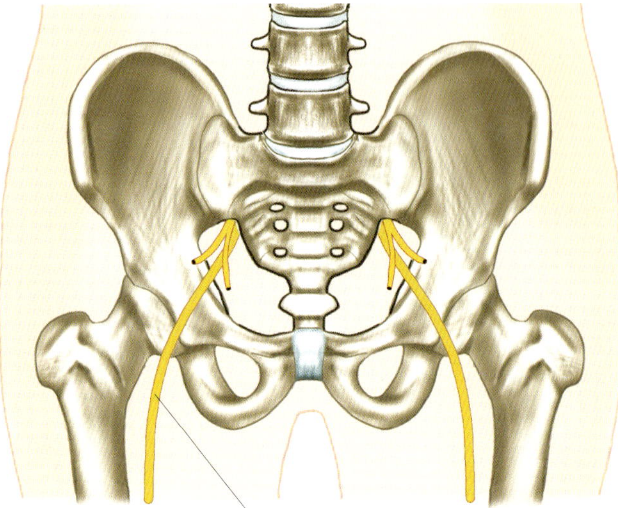

▶ 좌골신경통은 좌골신경을 따라 통증이 발생한다.

좌골신경통 왜! 허리보다 엉덩이, 다리, 종아리, 발에 통증이 더 심할까?

* 좌골신경의 신경뿌리는 매우 예민한 부위이다.

탈출된 디스크 속 수핵이 엉덩이나 다리, 발쪽으로 지나가는 좌골신경을 누르면 그 부위에 매우 심한 통증이 발생한다.

탈출된 디스크(수핵)가 엉덩이나 다리, 발의 좌골신경을 누르면 그 부위가 너무 아프기 때문에, 잠시 허리통증을 알아차리지 못할 뿐이다.

좌골신경통은 시간이 지날수록 연골세포가 노화되어 관절통이 진행되면, 점차적으로 관절 모양이 변형되어 운동장애가 발생한다.

좌골신경통은

걷거나 앉아있는 것, 서있는 것,

심지어 누워만 있는데도 통증이 생길 수 있고,

다리를 뻗고 올리는 데 제한이 있으며,

넓적다리(대퇴)를 복부 쪽으로 구부릴 때

다리를 완전히 펴기가 어려워진다.

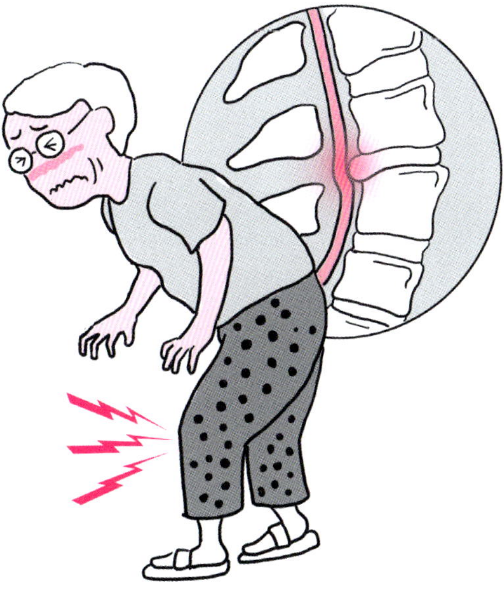

▶ 탈출된 디스크 속 수핵이
다리로 통하는 좌골신경을 압박한다

좌골신경통은 특히 날씨가 갑자기 추워지거나, 비가 오기 전에 습도가 높아질 때 유독 통증이 심해질 수 있다.

일반적으로 허리만 아픈 것을 허리통증(요통), 통증이 허리에서 엉덩이, 다리까지 뻗치는 것을 좌골신경통이라 한다.

사람들은 보통 좌골신경통과 허리통증(요통)을 혼동하여 잘 구분하지 못한다.

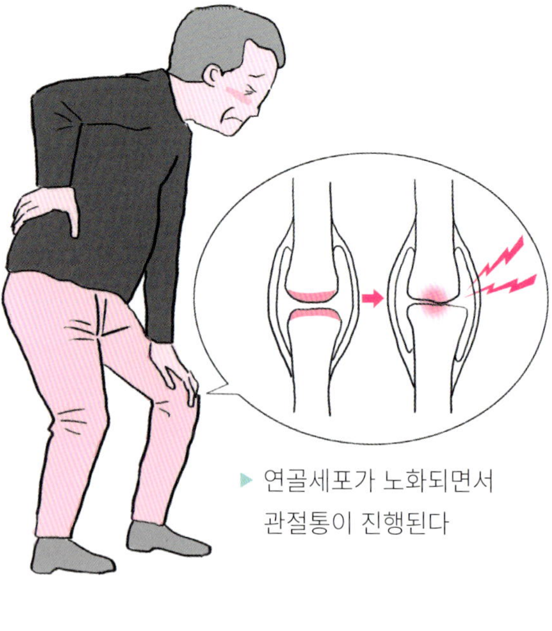

▶ 연골세포가 노화되면서 관절통이 진행된다

TIP 꼭 기억해야할 허리통증과 무릎 통증

만성적 허리통증이나, 좌골신경통은
일정 기간이 지나면
허리통증과 더불어 무릎 통증이 생긴다.

이때
허리통증을 치료하지 않고 무릎만 치료하면
통증이 잠시 호전 될 수는 있어도
무릎통증이 치료되지 않는다.

이때
반드시 허리를 먼저 치료해야 한다.

* 스마일! 마법패치와 치유법은,
허리통증은 물론 무릎 통증도 동시에 치유한다.

좌골신경통은 칼로베어거나 송곳으로 찌르는 것과 같은 극심한 통증이 발생한다

디스크 탈출로 인해 생긴 좌골신경통은, 초기에는 허리가 아프다가 시간이 지나면서 허리통증은 사라지고 '칼로 베어거나' '송곳으로 찌르는' 것과 같은 극심한 통증이 엉덩이, 허벅지, 다리, 발바닥 쪽을 향해 아래로 내려간다.

그러나 좌골신경통은 평생 동안 지속되지 않는다. 보통 1~2년이 지나면 탈출된 디스크가 줄어들면서 좌골신경통이 사라진다.

좌골신경통이 좋아질 때는 아플 때의 반대인 발, 다리, 엉덩이 순으로 통증이 좋아진다.

의학적으로 이것을 '말초화' 또는 '중심화'라고 부른다.

좌골신경통이
사라졌는데
왜! 허리통증이 다시생길까?

꼭 알아야 할 것은
좌골신경통이 사라져도
허리통증이 다시 발생하는 것은
디스크 탈출만 치료된 것으로,
디스크 내부(종판, 섬유륜, 수핵) 손상은 아직
치료되지 않았기 때문이다.

이것을 의학적으로
아직
“디스크성 통증”은 치료되지 않았다고 말한다.

좌골신경통의 진행과 호전양상

디스크 탈출로 인한 좌골신경통이 시작할 때의
전형적인 통증은 대개
엉덩이, 다리, 발을 향해 아래로 내려간다.
이것을 의학적으로 "방사"라고 한다.

반대로 좌골신경통이 호전될 때에는
대개 발, 다리, 엉덩이 순으로 호전된다.
이것을 의학적 표현으로
"말초화" 또는 "중심화"라고 한다.

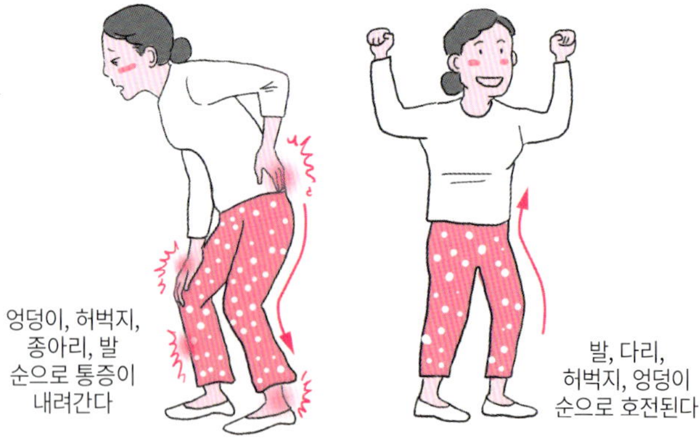

TIP 디스크 탈출증과 좌골신경통은 같은 뜻으로 쓰인다

좌골신경통은 탈출된 허리 디스크(수핵)가 좌골신경이 분포하는 엉덩이, 허벅지, 종아리, 발까지 뻗친 좌골신경을 눌러 발생하는 통증이다.

탈출된 디스크가 좌골신경을 압박할 뿐만 아니라, 찢어진 디스크에서 흘러나온 수핵이 신경뿌리에 묻으면 염증이 발생하여 통증이 발생한다.

허리 디스크가 탈출되면 그 후, 좌골신경통이 발생하기 때문에 디스크 탈출증과 좌골신경통은 같은 뜻으로 쓰이기도 한다.

디스크 탈출증으로 인한 좌골신경통에 염증도 동반되기 때문에 염증 치료도 매우 중요하다.

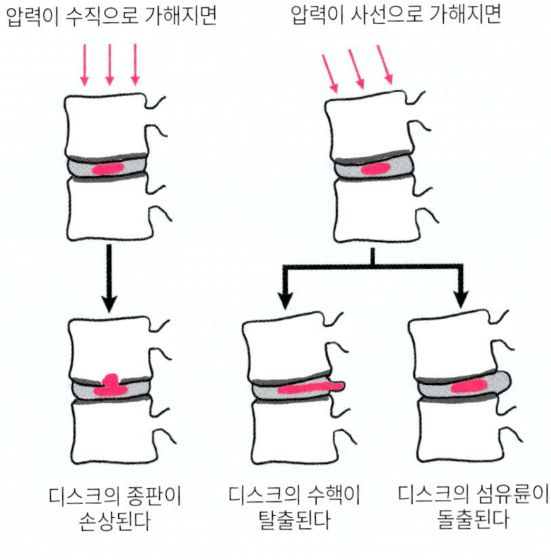

TIP **신경통이란?**

• 몸 통증

외상으로 골절이나 타박상을 입거나, 감기몸살로 발열이 있을 생기는 염증의 신호를 감각 신경이 받아 통증을 느끼는 것이다.

• 신경병증성 통증

몸 통증과는 달리, 신경 자체에 병이 발생하여 나타나는 통증이다. 신경에 병이 생기는 원인은 매우 다양하지만, 좌골신경통의 경우엔 대부분 좌골신경이 압박되어 발생한다.

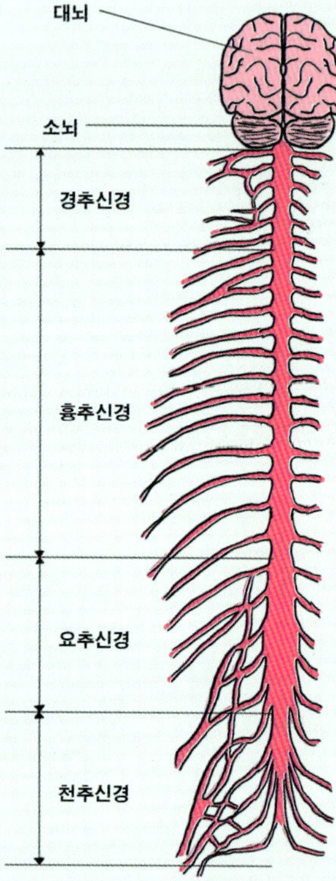

3) 척추관협착증

척추관협착증은

움직이면 통증이심하고, 쉬면 통증이 견딜만하다.

- 척추관협착증은 척추관이 좁아져서 생긴다.
- 척추의 퇴행성 골관절염으로 주로 허리보다 다리에 통증, 마비, 경련, 저림, 근력 약화 등의 증상이 나타난다.

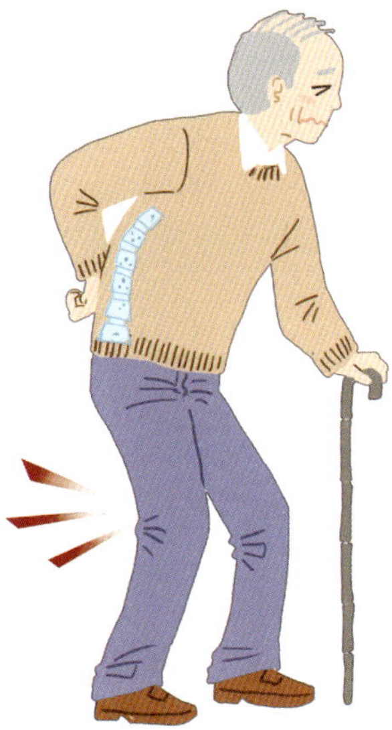

목부터 허리까지 뻗혀있는 척추뼈 안에는, 검지 손가락 크기의 척추관이 있으며, 이곳으로 척수신경이 지나간다.

척추신경이 지나가는 통로인, 척추관이 좁아져 신경을 누르면 이로 인해, 허리를 둘러싼 인대와 근육과 주변 조직이 탄력을 잃고 두꺼워진다.

주로 허리보다 다리에 통증, 마비, 경련, 저림, 근력 약화 등의 증상이 나타난다.

"척추관협착증의 특징은 걸으면 다리를 쥐어짜듯, 터질 듯이 바늘로 콕콕 찌르듯이 통증이 심하다. 그러나 앉아서 쉬고 있을 때는 그럭저럭 통증을 견딜 만하다."

디스크성 허리통증은 디스크가 손상되어 발생한 통증이며, 척추관협착증은 좁아진 척추관을 지나가는 신경을 눌러 발생하는 통증이다.

일반적으로 척추관협착증이 진행되면 디스크가 탈출되고, 반대로 허리 디스크가 탈출되면 척추관협착증으로 진행된다.

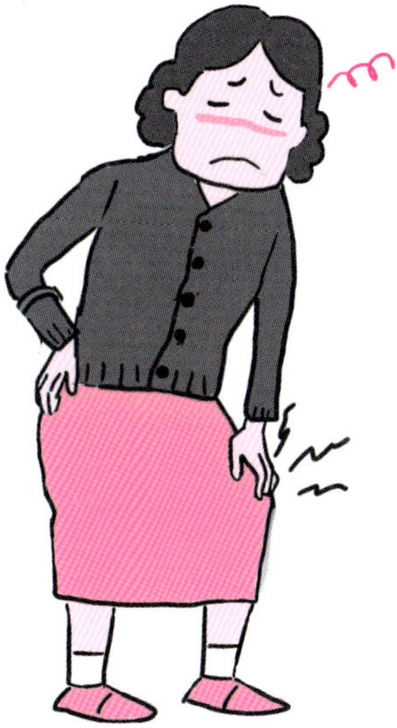

걸으면 다리를 쥐어짜듯
통증이 심해진다

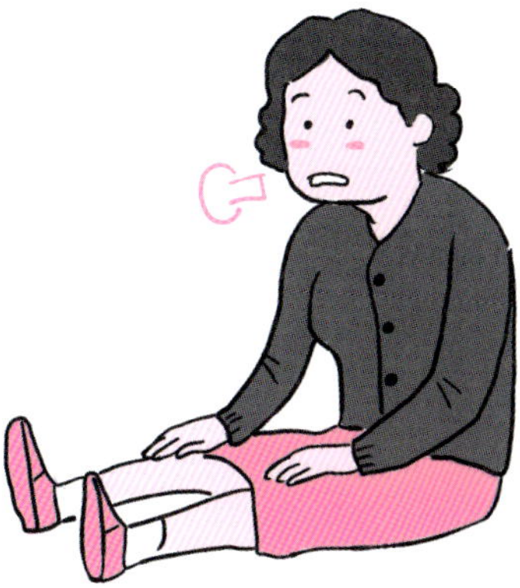

앉아서 쉬고 있을때는
통증이 줄어든다

■ 척추관협착증의 특징

통증은 허리에서 시작하여
엉덩이나 하지 쪽으로 찌르는 듯, 또는 쥐어짜
는 듯 하며, 감각장애와 근력저하가 동반된다.

- 보통 허리, 허벅지, 엉덩이, 허벅지, 다리를 따라 넓은 범위에 걸쳐, 감각 이상 및 저린감 등의 증상이 생긴다.
- 다리의 운동부전마비에 의한 보행장애, 배뇨장애 등의 증상이 나타날 수 있다.
- 대부분퇴행성이다. 허리에 무직 지근한 통증과 뻣뻣함이 나타난다. 습하고 찬 곳에 있으면 통증이 악화되고, 따뜻하게 해주면 통증이 완화된다.

- 무리한 운동을 하거나 허리에 부담을 줄 때 갑작스럽게 디스크 속 수핵이 빠져나오는 경우도 있다. 그러나 대부분 노화와 함께 허리디스크가 생긴다.
- 신경이 눌린 정도에 따라 통증의 강도가 달라진다.
- 보통 서서 허리를 펴 활동하면 증상이 악화되고, 허리를 구부려 활동하면 증상이 호전된다.
- 허리를 구부리고 앉거나, 걷거나, 의자나 혹은 벽을 짚거나, 자전거 타기 등은 통증을 완화시킨다.

  * 이것이 척추관협착증의 전형적인 양상이다.
- 다리의 증상은 일반적으로 한쪽 다리에 나타나지만 양쪽 다리에 나타날 수 있다.

4) 엉덩이(골반) 통증

엉덩이 통증은 주로 골반의 비대칭이나 출산, 교통사고 등의 후유증으로 발생한다.

또한 과민성대장증후군 등과 같은 내과 질환, 요도증후군, 방광염과 같은 비뇨기계통의 질환 그리고 우울증, 영양소 결핍으로 골반 통증을 유발할 수 있다.

골반은 자궁, 직장, 방광 등 여러 장기들을 둘러싸고 있으며, 골반 근육과 인대에 의해 유지하고 있다.

이 장기들은 노화, 무리한 골반사용, 출산 등으로 골반 근육이 약해지면 통증이 발생할 수 있다.

골반 통증은 남성에게도 흔한 질환이다.

남성에게 발생하는 만성골반통증은 대부분 남성 생식기의 일부인 전립선의 염증으로 발생한다.

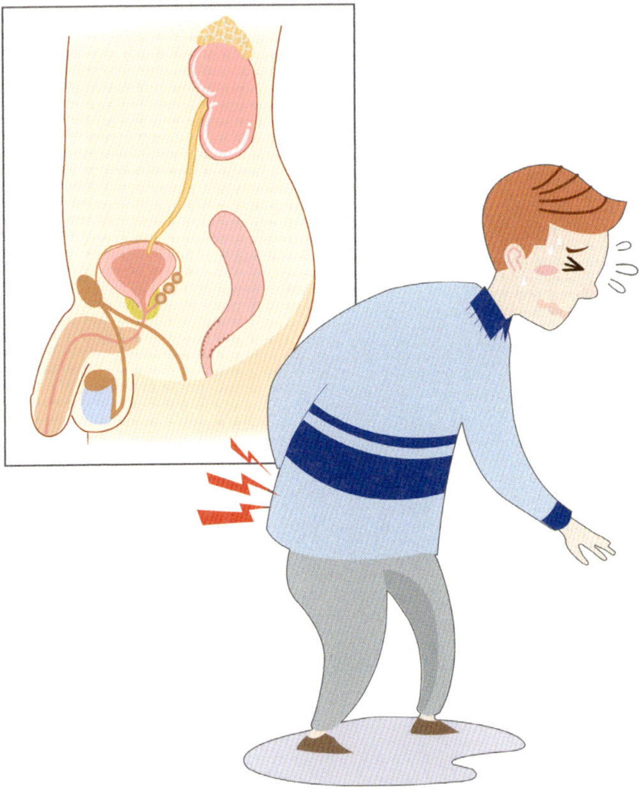

골반 통증은 여성에게 흔한 질환이다.

여자 오른쪽 골반은

척추와 다리를 연결해주는 부위이며,

엉덩뼈, 엉치뼈, 꼬리뼈, 두덩뼈, 궁둥뼈 등이

골반의 형태를 만들며

각종 근육과 인대, 관절, 신경, 혈관이 골반을

연결하고 있다.

여성 골반에는

많은 중요 기관들이 자리 잡고 있으며,

특히 대장, 요도, 방광 그리고 근육과 신경이 있음을 알아야 한다.

골반 통증의 원인은 대부분 잘못된 자세나 습관이다.

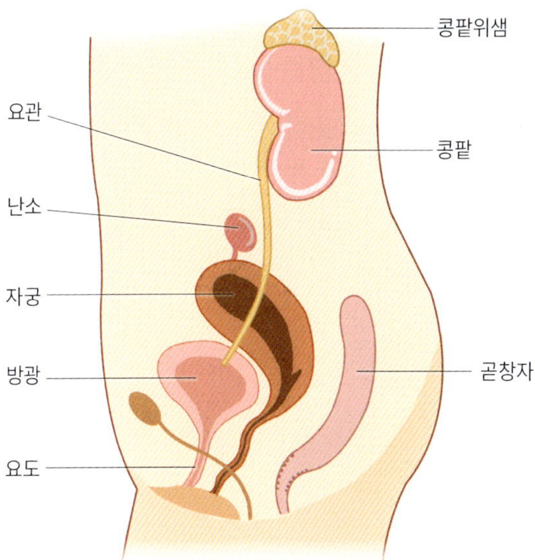

▶ 여성골반의 구조

■ 여성 골반 통증의 대표적인 질환

❶ 엉치엉덩관절증후군(천장관절증후군)

엉치엉덩관절은 엉덩뼈와 엉치뼈가 만나는 부위이다.

엉치엉덩관절증후군은 출산, 다리 꼬기, 교통사고, 장시간 운전, 자전거 타기 등으로 천장관절 주변 인대와 근육이 손상되어 엉덩이와 엉덩이 위쪽으로 통증이 발생한다.

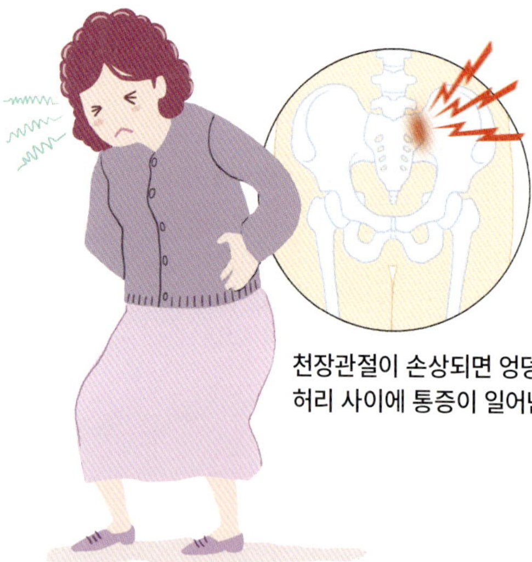

천장관절이 손상되면 엉덩이와 허리 사이에 통증이 일어난다.

❷ 자궁근종

자궁근종이 발생하면 오른쪽 또는 왼쪽의 골반 통증, 그리고 잦은 소변, 변비, 하복부 팽만감, 많은 월경 긴 월경 등의 증상이 발생한다.

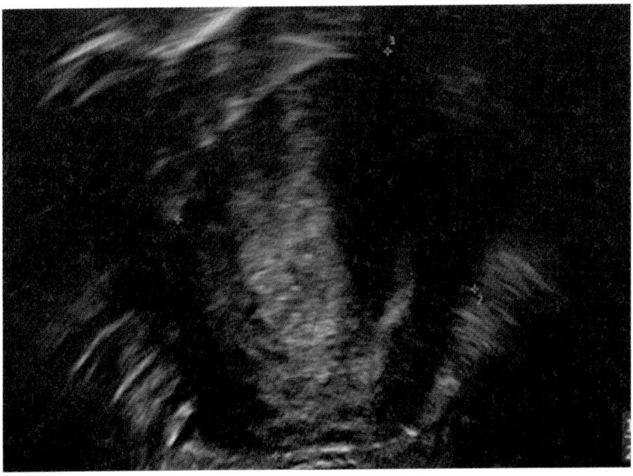

▶ 자궁근종의 초음파 사진

❸ 골반염

세균이 자궁내막과 나팔관, 혹은 복강까지 침입하면 염증을 일으켜 통증이 발생한다.

방치할 경우 불임, 자궁외 임신, 농이 생기는 등 합병증이 발생할 수 있다.

❹ 난소낭종

난소낭종은 난소에 물이 차 물혹이 생긴 것이며,

물혹은 크기가 작아 난소낭종이 생겨도

잘 자각하지 못하며,

시간이 지나면서 대개 자연적으로 사라진다.

난소는 여성호르몬을 생성하는 중요한 장기이다.

난소낭종은 대개 작고 양성이며 암이 아니다.

골반은 상체 무게를 지탱하여 걷는데 중요한 역할을 하는 중심축 역할을 한다.

또한 우리 몸의 중요한 생식 관련 장기들을 보호하고 있다.

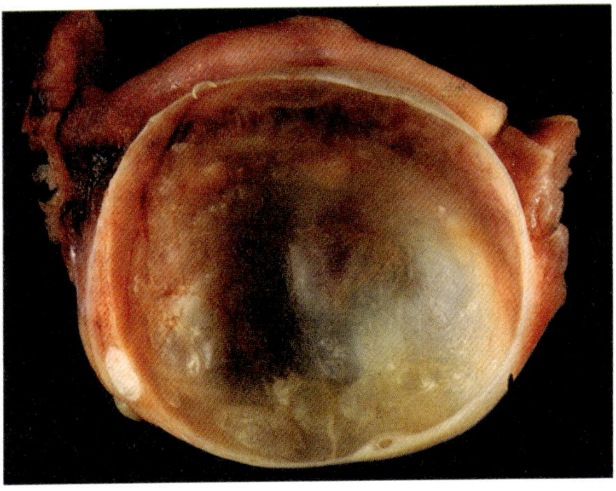

▶ 양성 난소낭종이 생긴 난소

5) 궁둥구멍근(이상근) 이상

궁둥구멍근 이상은 궁둥구멍근이 좌골신경을 누르면, 이 근육이 긴장하면서 붓거나 뭉쳐서 발생하며, 오래 지속되면 통증이 다리와 발로 방사된다.

대부분의 환자는 무거운 짐을 들어 올리기와 굴곡을 시키면 통증이 증가한다.

궁둥구멍근 증후군은

처음에는 엉덩이 주변의 통증이지만, 지속되면 허벅지, 종아리, 발바닥까지 통증과 함께 저린 증상이 나타난다. 주로 하반신에 증상이 나타난다.

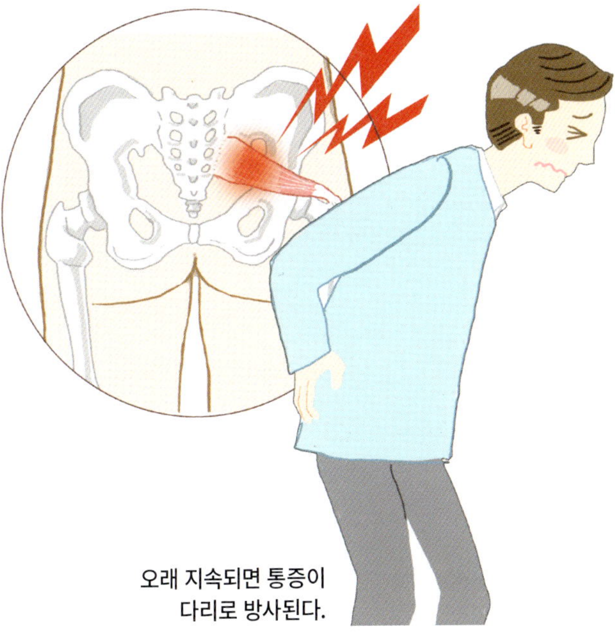

오래 지속되면 통증이
다리로 방사된다.

궁둥구멍근은 엉덩이 안쪽에 나타나며, 통증이 엉치뼈 위쪽에서 허벅지뼈의 근육에 생긴다.

이 근육은 허벅지뼈를 옆으로 움직이거나 다리를 구부려 안쪽으로 옮기는 역할을 한다.

골반이나 불균형 자세로 오랜 시간 앉아 있으면
궁둥구멍근이 눌리면서 통증을 유발할 수 있다.

또한 증상이 오래 지속되면, 좌골신경까지 압박하면서 좌골신경통을 유발하며,
종아리와 발바닥이 저린 증상이 함께 나타날 수 있다.

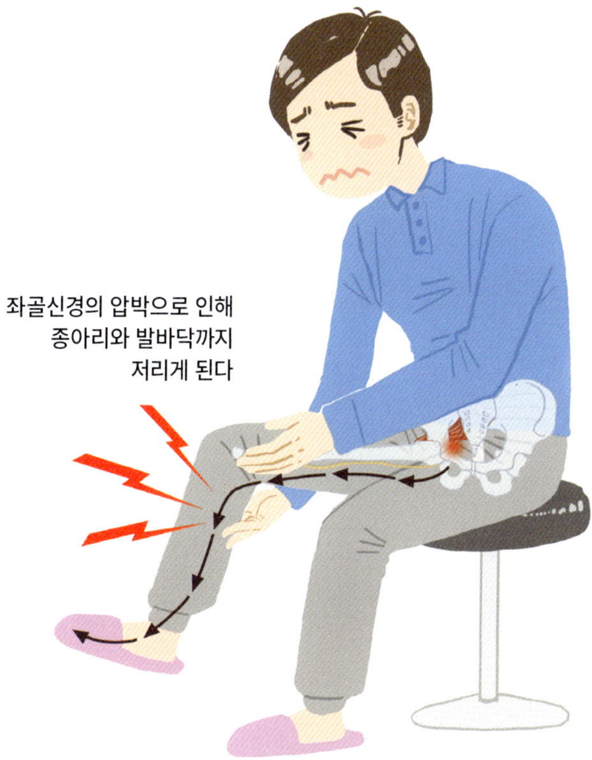
좌골신경의 압박으로 인해
종아리와 발바닥까지
저리게 된다

6) 궁둥뼈(좌골)점액낭염

궁둥뼈 점액낭염은 급성외상과 반복된 미세한 손상에 의해 발생한다. 주로 오랫동안 말타기, 자전거타기, 울퉁불퉁한 길 달리기 등으로 발생한다.

좌골점액낭염이 생기면 앉을때마다 엉덩이가 배기고 욱신거린다. 이건은 점액낭에 생긴 염증이 골반하부를 지나가는 좌골신경을 자극하기 때문이다.

궁둥뼈 점액낭은 궁둥뼈와 접촉하는 관절 등 조직이 큰 마찰을 받지 않도록 점액이 들어있는 주머니 모양의 작은 조직이다.

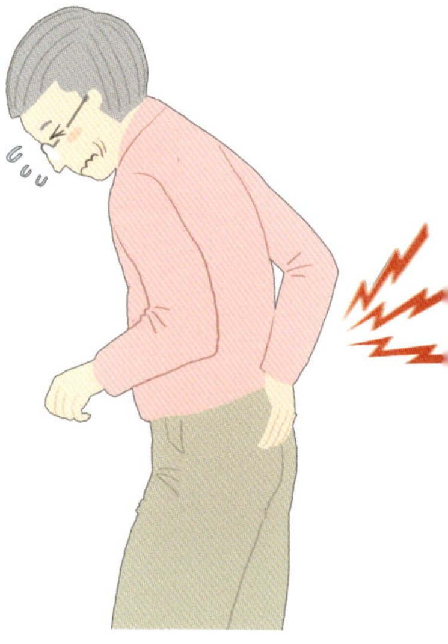

엉덩이가 배기고 욱신거린다.

7) 꼬리뼈(미골) 이상

꼬리뼈가 직접 부딪히거나, 넘어질 때 꼬리뼈에 충격이 가해져 생긴다. 꼬리뼈에 이상이 생기면 항문올림근육, 궁둥뼈구멍근육과 고리뼈근육이 딱딱해지며 심한 통증이 생긴다.

골반 위 뒤쪽 좌골이 아프고 앉아 있을때 의자에 닿는 부분이 아프다.

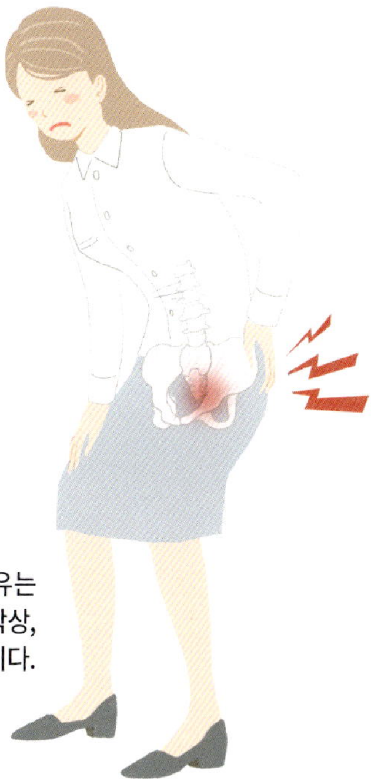

꼬리뼈가 아픈이유는 꼬리뼈 타박상, 허리디스크, 좌골점액낭염이다.

잠깐!!

4차원의 스마일! 마법패치!

의술의 새 지평을 열다.

우주 속에는 눈으로 볼 수 있는 에너지와

눈으로 볼 수 없는 에너지가 있다.

현대의학은 눈으로 볼 수 있는 3차원 치료로서

인류에 질병 치료에 크게 공헌하였으나,

이제 그 의술이 한계에 이르고 있다.

이미 양자의학이 4차원 의학의

새로운 패러다임으로 자리매김하고 있다.

양자의학은 우주의 파동(에너지, 氣)으로

질병을 치료하는 것으로

4차원 의술이다.

스마일! 마법패치와 치유법은
눈에 보이지 않는 우주의 氣(에너지)로
건강을 유지하고 질병을 치유하는 양자의학이다.

세계 최고의 학자들이 우주의 파동(에너지, 氣)은 삼라만상(사람과 더불어 동물과 식물 그리고 흙과 물과 공기와 태양 등) 어느 곳에나 에 흐르고 있음을 밝히고 있다.

우리 몸에 통증과 병이 발생하면, 그 부위에
에너지(氣)가 정체되어 잘 흐르지 못한다.

"스마일! 마법패치는 이 막힌 부위에
우주의 파동(에너지, 氣)을 끌어 들여
막힌 氣(에너지)를 소통시켜 통증과 병을 치유한다."

6

무릎, 발목, 다리 통증 올바로 알고 치료하자

우리 몸을 움직이는 관절

관절은 뼈와 뼈 사이가 서로 맞닿아 연결되어 있는 부위로써, 우리 몸을 자유자재로 활동할 수 있도록 하는 중요한 부위이다. 뼈는 몸을 지탱시켜 주며, 관절은 몸을 움직이도록 한다. 특히 가운데 2개의 뼈가 서로 만나는 관절은 뼈와 뼈가 연결되는 부위로서 매우 중요한 부위이다.

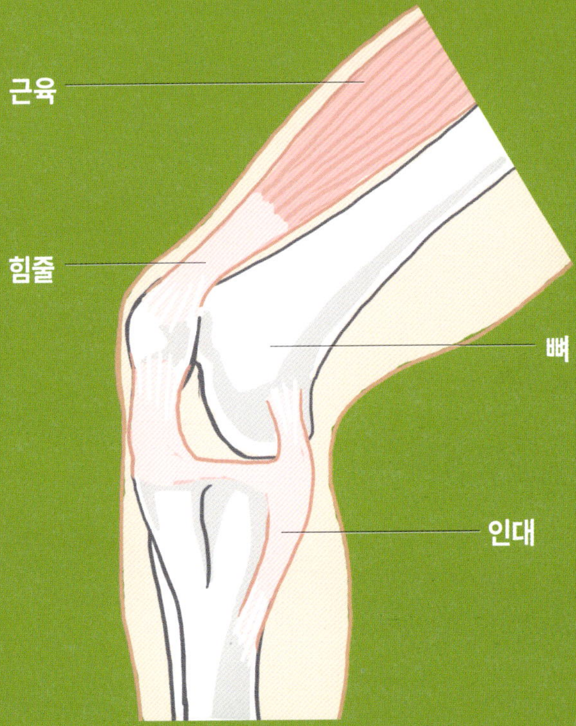
근육
힘줄
뼈
인대

1. 관절

인체의 관절에는

❶ 운동이 거의 일어나지 않는 부동관절과

❷ 움직임이 자유로운 가동관절(윤활관절)이 있다.

운동학에서 관절이라 함은 주로 자유롭게

가동되는 가동관절(윤활관절)을 의미한다.

관절은 연골, 관절낭, 활막, 인대, 힘줄, 근육 등으로 구성되어 있으며, 뼈와 뼈 사이가 부드럽게 운동할 수 있도록 하여주며, 몸을 움직일 때 뼈에 가해지는 충격을 줄여준다.

관절은 관절을 이루는 두 개의 뼈 간에

❶ 다리를 구부리고 펴는 운동

❷ 팔이나 어깨를 위 아래로 올리고 내리는 동작

❸ 물건을 정확하게 쥐고 펴는 운동

❹ 뼈가 안쪽 또는 바깥쪽으로 각을 이루는 운동 등이다.

특히 우리 몸의 체중을 지탱해 주는 무릎관절과 고관절에서 연골이 하는 역할은 관절이 움직이는 동안 관절을 보호하고 충격을 흡수해 준다.

관절은 우리 몸 전신의 뼈와 뼈 사이에 존재한다.

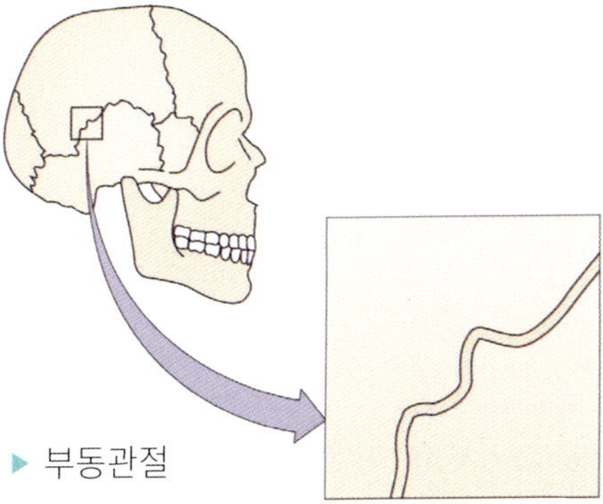

▶ 부동관절

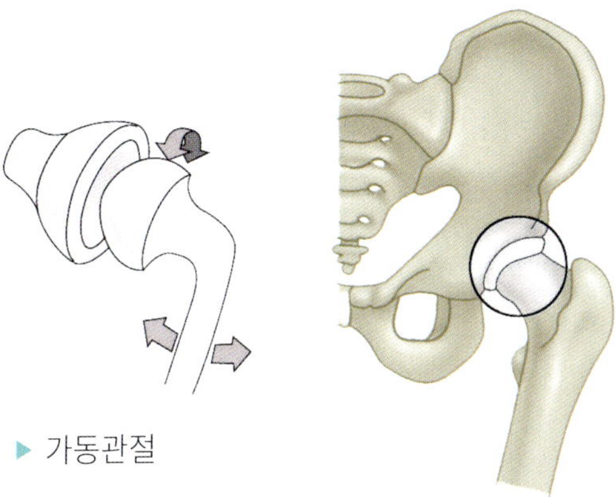

▶ 가동관절

2. 무릎관절의 구조

- **뼈:** 겉은 단단한 치밀뼈, 속은 구멍이 있고 흐물 흐물한 해면질이며, 약간의 탄력성이 있다.
- **연골:** 서로 맞물리는 뼈 끝은 질기고 물렁물렁한 뼈이며, 움직일 때 충격을 완화해 준다.
- **윤활막:** 관절낭 안쪽을 둘러싸고 있는 얇고 미끄러운 막으로 윤활액을 분비하여 관절이 잘 움직이게 하여 준다.
- **근육:** 관절을 감사고 있는 감싸고 있는 근육은, 수축하고 이완힘으로써 관절이 움직이게 하고, 연골을 보호한다.
- **힘줄(건):** 근육에서 뻗어 나와 뼈에 붙은 질기고 단단한 구조이며, 뼈와 몸을 움직이게 한다. 인대에 비해 잘 늘어나지 않으며 여간해선 잘 손상되지 않는다.
- **윤활(관절)액:** 뼈와 뼈의 움직임을 부드럽게 하며, 또한 혈관에서 영양을 공급받지 못하는 관절에 영양을 공급한다.
- **관절낭:** 관절의 바깥쪽을 감싸고 있는 튼튼한 주머니 모양으로 통증을 잘 느끼는 부위이다.

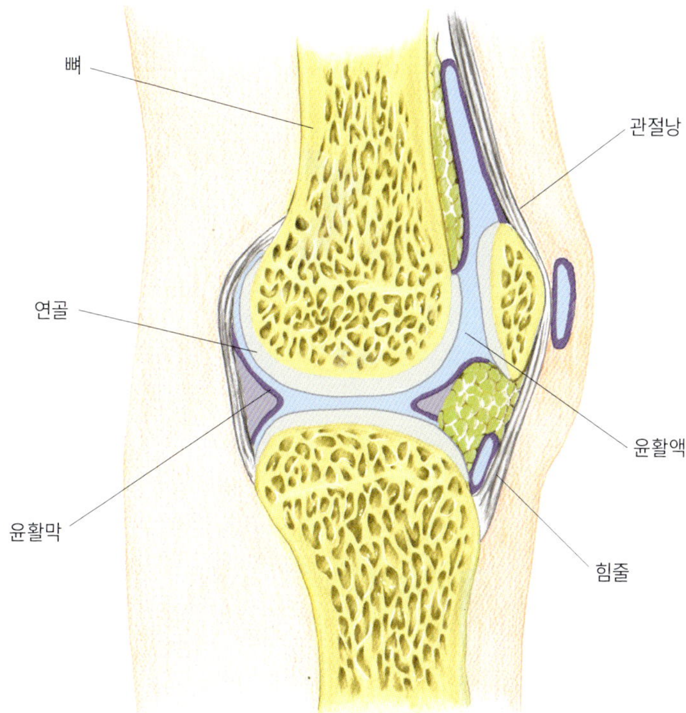
뼈
관절낭
연골
윤활액
윤활막
힘줄

3. 무릎통증의 원인

노화에 의한 퇴행성 및 유전적인 요소, 비만 등으로 인해 무릎연골이 마모되거나 찢어지는 손상으로 통증이 발생한다.

일반적인 무릎 통증은 아래와 같다.

❶ 외부충격, 지속적인 마모, 무릎 인대나 무릎의 외상, 근육의 염좌, 무릎에 타격 및 비틀림으로 인해 발생한다.

❷ 달리기, 농구, 점프, 자전거 타기 등으로 힘줄(건)과 인대 손상으로 염증 발생할 수 있다

❸ 연골이 점차적으로 닳는 노인성 관절염(퇴행성 관절염), 반복적인 부상이나 과체중으로 발생할 수 있다.

- 특히 무릎 앞쪽 통증은 젊은 여성에 흔한 증상으로, 주로 계단을 오르내릴 때 통증이 심하다.
- 퇴행성관절염은 연골에 점진적인 손상이나 퇴행성 변화가 발생해 관절을 이루는 뼈나 인대에 손상이 일어나 염증과 통증이 생기는 질환이다.
- 통증은 대개 오후에 심하게 느끼며, 질환이 오래 진행되면 무릎이 붓고 물이 차며 하루 종일 통증을 느끼기도 한다.

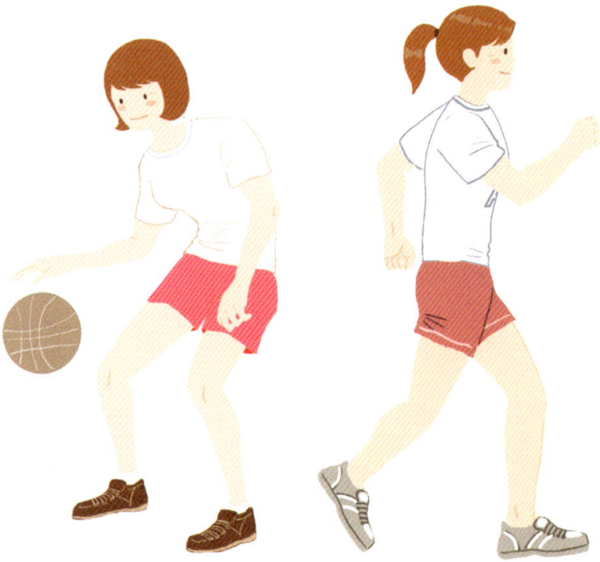

1) 근육 염좌(삠) 또는 긴장

무릎에 타격이 가해지거나 순간적인 무릎의 비틀림으로 인해 발생한다.

손상 된 근육에 염증이 발생하면, 붓고, 통증이 발생한다. 피하 출혈이 발생할 수 있고, 손상 정도에 따라 더 많은 출혈 양상을 보이기도 한다. 해당 근육을 움직이면 통증이 악화된다.

* 염좌는 관절을 지지해주는 인대가 외부 충격 등에 의해서 늘어나거나 일부 찢어지는 경우를 주로 말한다.

파열은 인대나 근육의 일부가 아닌 전체가 끊어지는 경우를 말한다.

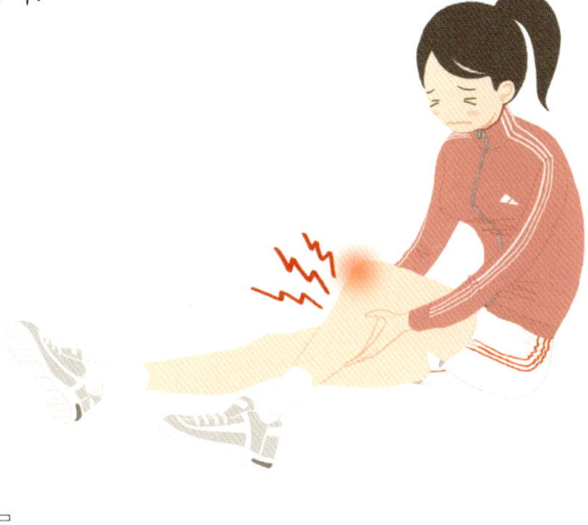

2) 연골 손상

연골 파열은 종종 염좌로 인해 발생할 수 있다.

외부 충격으로 연골이 손상되어, 뼈와 뼈 사이에서 완충 역할을 못하면, 뼈와 뼈가 서로 부딪쳐 통증이 생긴다.

* 연골이 더 닳아 없어지면 뼈의 마찰이 심해지고, 스스로 보완하려고 뼈가 더 두꺼워져 점차 관절 모양이 변형되어 통증을 더욱 심화시킨다.

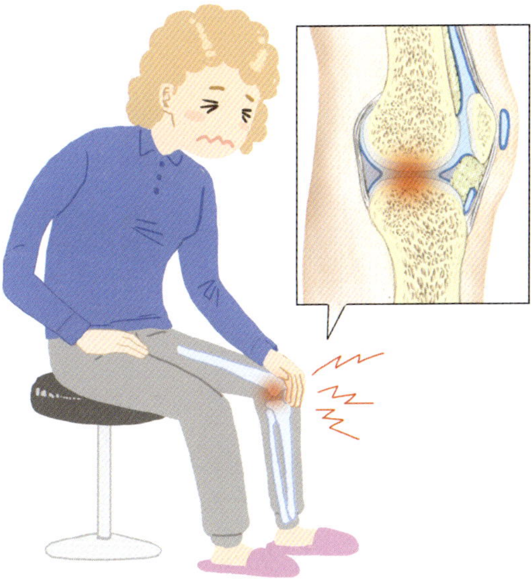

3) 인대와 힘줄(건) 손상

인대는 관절의 뼈와 뼈를 이어준다.

교통사고, 강한 외부 충격이나 과격한 운동 등으로 인대가 파열되거나 다칠 수 있다.

관절에 대해 외부로부터 충격이나 힘을 받아 관절 모양의 변형이 일어나면, 관절을 구성하는 인대에 반드시 손상이 가해진다.

주로 무릎 관절의 측면에 있는 인대나 넓적다리근육과 정강뼈 사이에 있는 십자인대가 많이 손상된다.

* 힘줄의 염증은 달리기, 점프, 자전거 타기 특히 농구, 배구와 같은 스포츠에서 힘줄을 과도하게 사용하여 발생할 수 있다.

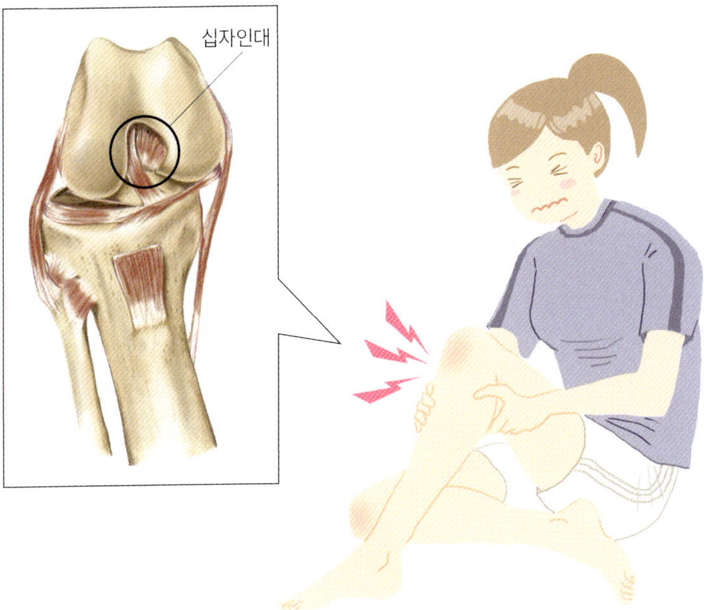
십자인대

4) 관절염

골관절염(퇴행성관절염)은 무릎에 영향을 미치는 가장 흔한 유형의 관절염으로, 관절의 연골이 점차적으로 닳는 퇴행성 과정이다. 대부분 중년 및 노인에게 영향을 미친다.

* 골관절염은 반복적인 부상이나 과체중과 같은 관절의 과도한 스트레스로 인해 발생할 수 있으며 무릎 연골을 파괴하여 무릎에 영향을 미칠 수 있다.

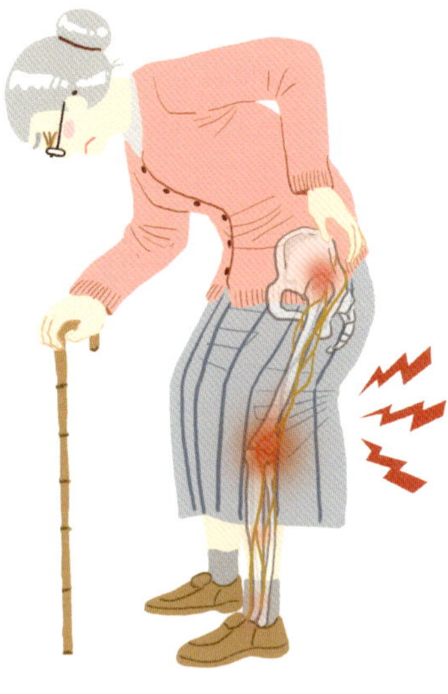

5) 무릎뼈 관절 손상

무릎 앞쪽 통증은 매우 흔한 증상으로 젊은 여성에서는 무릎뼈 연골연화증을 생각할 수 있다. 주로 언덕길이나 계단을 오르내릴 때 통증이 있으며, 보행이나 운동 시 어긋나는 불편함을 호소한다.

* 무릎 관절은 다른 관절에 비해 외부의 충격에 약하다.

따라서 관절의 각종 연부조직들이 관절의 안정성 및 보호에 매우 중요한 역할을 한다.

특히 무릎관절 주변이 골절되면 연부 조직이 손상되므로 주의해야 된다.

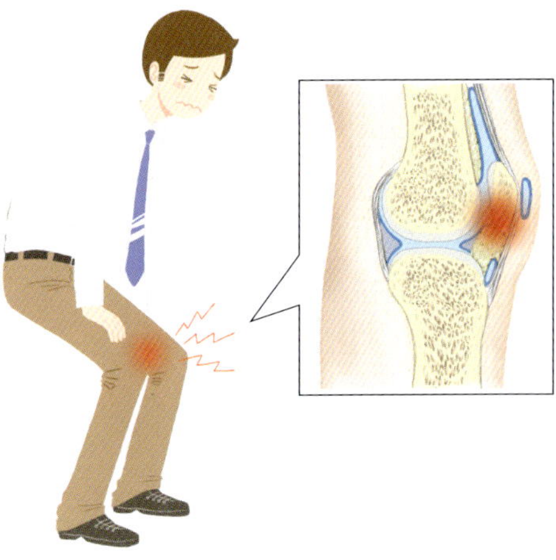

6) 근육약화

관절의 움직임을 돕고 있는 근육이 약해지면 근육의 도움을 받지 못하는 관절은 쉽게 피로해진다.

더욱이 연골과 뼈에 이상이 생기면, 근육은 관절을 보호하기 위해 더 열심히 일해야 한다.

* 통증 때문에 관절 환자가 몸을 더 움직이지 않으면, 이로 인해 근육은 점점 더 약해지면서 관절의 변형을 심화시켜 더욱더 관절을 움직이기 어렵게 한다.

7) 탈구

탈구는 넘어지거나 다쳐서 관절이 완전히 어긋난 상태를 말한다. 심한 외상을 입으면 인대가 끊기고 뼈, 연골 등도 손상되어 관절 자체를 움직일 수 없게 된다.

특별한 외부 충격이 없었는데 관절에 힘이 없고 움직일 때 아픈 증상이 나타나면, 이것은 습관성 탈구로 '아탈구'라고 부른다.

* 근육이 약화되면 손상된 부위가 붓고 열이 나며 통증이 발생하고, 심할 경우 신경 손상이나 혈관, 장기 손상, 습관성 탈구도 동반할 수 있다.

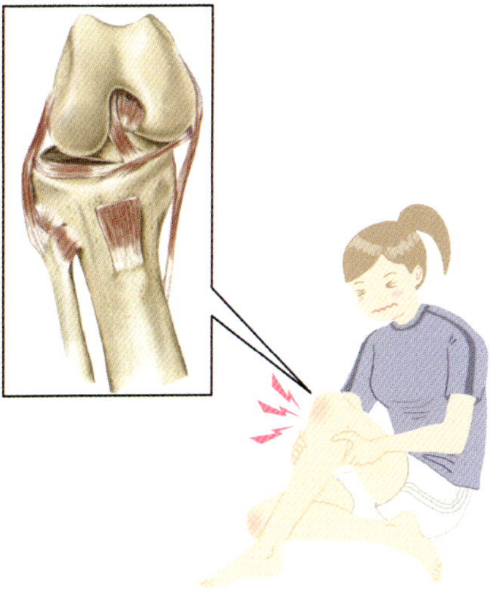

* 탈구에는 선천적 탈구와 외상적 탈구, 관절의 염증, 종양 등에 의한 병적 또는 특발성 탈구, 반복해서 일어나는 습관성 탈구 등이 있다.

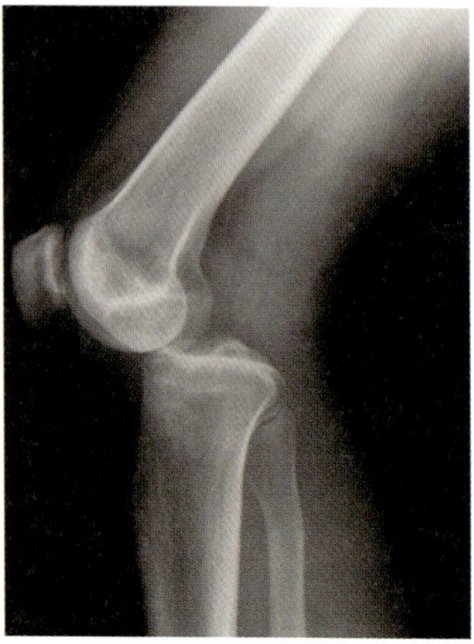

▶ 탈구의 x선 사진

8) 변형

비타민 D 결핍으로 인한 구루병이나 뼈에 성장 장애를 가져오는 특수질병, 외상 후 감염으로 뼈의 성장이 일찍 멈춘 경우 관절의 모양이 변형될 수 있다. 대표적인 예가 O자형이나 X자형 다리이다.

관절은 한 번 변형되면 스스로 보호하기 위해 점점 더 심하게 변형되는 경향이 있어 결국 정상적으로 기능하지 못하게 된다.

9) 인대가 파열되는 슬관절인대 손상

전방 십자인대 파열 시 무릎에서 '퍽'하며 찢어지는 느낌이 들며, 보행이나 스포츠 활동 중에 무릎의 무력감을 느낀다.

후방 십자인대 파열 시 동통과 함께 관절의 부종과 종창 등이 나타나며, 때로는 관절이 과다하게 젖혀지는 느낌과 함께 무력감을 느끼기도 한다.

10) 각종 질병이 관절질환을 발생시킬 수 있다

질병(경피증, 루푸스, 베체트 병 등)이 원인이 되어 관절 질환을 일으키는 경우도 있다.

알아 차림

반월상 연골판은 넙다리뼈(대퇴골)와 정강뼈 사이에 있으며, 체중의 충격을 흡수, 무릎관절과 연골을 보호하여, 무릎이 제 기능을 할 수 있도록 한다.

증상: 관절 전체에 뻐근한 통증. 운동 제한. 계단을 내려갈 때 힘듬. 무릎관절(슬관절) 운동이 불편 등이다.

* 반월판연골 손상을 조기에 적절히 치료하지 않으면, 치료하기 어렵고 심한 병으로 진행될 수 있다.

*** 수술하면 빨리 치료될까?**

혹! 관정 내시경 수술이 2~3일이면 퇴원할 수 있을 만큼 회복이 빠른 걸로 알고 있는지?

사실 회복이라는 이 말은 수술 자국이 아무는 것을 말한다. 관절이 완전히 회복되려면, 수술 후 병원에서 재활 기간은 약 일주일 정도지만, 그것으로 끝나는 것이 아니며 최소한 6개월 이상 재활 치료를 받아야한다.

꼭알자 무릎관절 수술

*** 심각하게 고민해야 한다.**

무릎통증은 기본적으로 무릎뼈가 닳아서, 관절구조가 깨져 생기는 통증이다. 그러나 무릎통증이 단순히 뼈 구조의 이상뿐만 일까?

아니다.

관절이 뼈와 연골만으로 이루어진 것이 아니며, 주변의 힘줄과 근육의 도움으로 무릎을 지탱하고 있기 때문에, 관절을 인공 관절로 교체해도 관절이 힘줄이나 근육의 역할을 대신 할 수 없다.

때문에 심도 있게 고민한 다음 수술을 결정해야할 것이다.

*** 수술하면 완치 될까?**

인공 관절의 평균 수명은 10년 정도이다.

수명을 다한 인공 관절을 교체할 때를 생각해보자.

그 때의 나이, 건강 상태,

또한 수술의 완성도 등을

심각하게 고민해봐야 할 것이다.

뿐만 아니라

인공 관절에서 떨어져 나온 금속으로 인해

뼈가 녹아내리는 골 용해 합병증 등

각종 부작용도 고려해야 할 것이다.

*** 수술은 그야말로 최후 수단으로, 절대 서두르지 말 것을 당부한다.**

4. 무릎과 발목통증의 종류

1) 무릎 관절염증 통증

무릎관절은 관절연골을 손상시킬 수 있는 민감한 관절이며, 급성 감염성 관절염의 경우 대개 발열과 권태감을 동반한 전조증상이 동반된다.

통증의 형태

대부분 무릎 주변과 대퇴 주위에 통증을 호소한다.

무릎이 약간 시큰거리고 굽혔다 펼 때 빽 소리가 나기도 한다.

움직임은 증상을 악화시키며, 안정은 증상을 완화시킨다. 지속적으로 사용하지 않으면, 근육이 악화되어 무릎의 운동이 제한된다.

* 퇴행성관절염 통증은 활동 후에 심하며, 잠 잘 때 아픈 특징이 있다.

원인

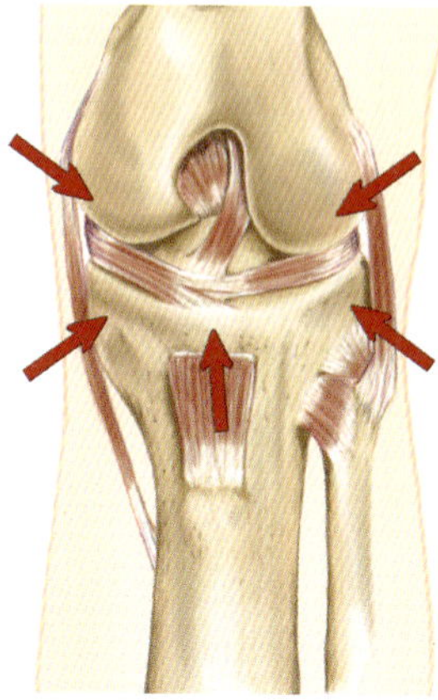

- **일차성원인:** 무릎관절 통증은 무릎의 퇴행성 변화로 인해 연골, 뼈, 관절막에 통증, 기능장애, 변형으로 발생한다.
- **이차성원인:** 세균성 관절염, 결핵성 관절염 등으로 관절연골의 파괴, 심한 충격, 반복적인 외상 등으로 발생한다.

병원치료

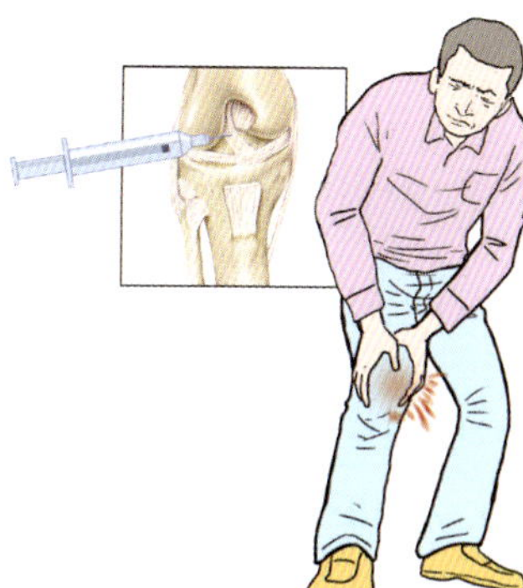

초기 치료는 비스테로이드성 항염증제 주사이며 감염의 부작용이 생길 수 있다. 그 외, 물리치료 및 대증요법이다.

2) 무릎의 점액낭염 통증

점액낭은 관절을 사용할 때 '무릎 위, 아래 앞'의 **점액낭염** 마찰을 줄여주는 주머니이다.

통증의 형태

엉덩관절, 무릎관절, 팔굽관절에 염증이 발생하여 통증을 일으킨다.

무릎의 점액낭염은 급성외상이나 반복되는 외상과 결핵, 류마티스 관절염, 통증의 감염 시에도 발생한다.

이 무릎 위 점액낭은 무릎뼈 바로 위부터 넙다리네갈래근 밑 까지 이어져 있으며 이 부위에 통증을 호소한다.

* 일반적으로 정맥낭은 팔꿈치, 고관절, 어깨, 무릎과 같은 관절 주위의 운동 범위가 제한되고 압통이 발생한다.

통증부위

무릎뼈 바로 위, 아래, 앞 부위의 통증을 호소한다.

때때로 발열, 권태감, 발적 등 국소 부위에 통증이 동반된다.

병원치료

부종이 있고, 통증 시 단순 진통제, 비스테로이드성 항염증성제, COX-2 억제제 COX-2 억제제와 대증요법을 실행한다. 감염 등 각종 **부작용**이 생길 수 있다.

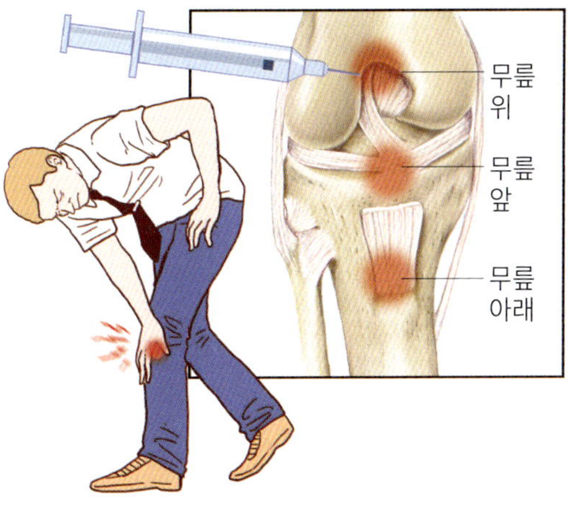

3) 발관절의 관절염 통증

발관절 연골 손상 시, 관절염이 잘 발생할 수 있다.

또한 류마티스 관절염과 외상 후 관절염도 발관절통의 흔한 증상이다.

통증의 형태

발 관절통 환자들은 대부분 발관절 주변과 다리 부위에 통증을 호소한다.

걷거나 발을 움직이면 통증을 악화시키며, 안정과 열을 가하면 통증이 완화된다.

통증은 지속적이고 쑤시며 이로 인해 수면이 방해될 수 있다.

* 일부의 환자들은 발목을 움직일 때 딸깍 소리를 느끼기도 한다.

원인

❶ 무지외반증, 하이힐 등의 후천적, ❷ 족저근막염, ❸ 통풍 ❹ 그 외, 외상, 염좌, 골절 등의 부상과 과음으로 발생할 수 있다.

병원치료

초기 치료는 비스테로이드성 항염증제, COX−2 억제제와 물리치료와 온열 치료 등이다. 족관절 또는 전이성 암을 확인하지 못하면 낭패를 볼 수 있다.

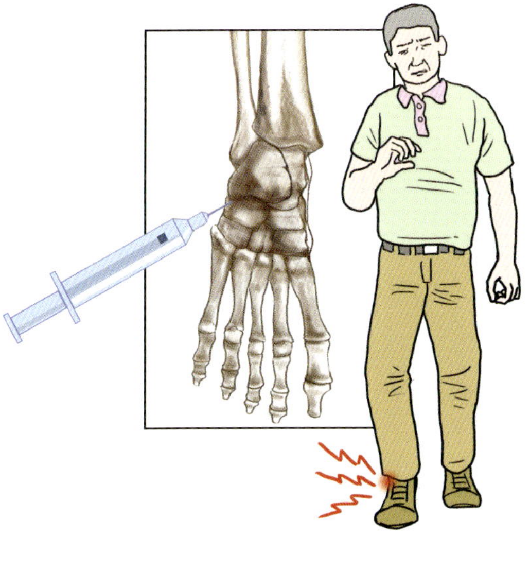

4) 삼각인대염좌(발목염좌)

발목염좌는 발목관절을 과다하게 사용 시, 발목의 비틀림 및 접질렸을 때 인대의 손상으로 발생한다.

통증의 형태

발목이 손상되면, 발목뼈가 순간적으로 이탈하면서 근육과 인대가 늘어나 염증이 발생한다.

발목 염좌는 주로 외측인대 손상이며, 발관절이 비닥으로 향한 상태에서 안쪽으로 꺾일 때 발생하기 쉽다.

대부분 외측부의 골절이나 인대가 손상된다.

발목염좌는 인대 부위의 통증이 심하며, 주로 복사뼈 아래 안쪽에 통증을 호소한다.

발바닥 굴곡과 바깥쪽 굽음은 통증을 더욱 뚜렷이 한다.

발관절 운동 시 통증이 더욱 심해진다.

원인

발관절인대 손상은 발관절의 과다 사용, 갑작스러운 발관절 회전, 고르지 못한 지면 달리기 등을 지속할 때, 그리고 발이 바닥에 닿는 순간, 발관절이 정상 범위를 벗어나는 운동을 하면서 발생한다.

병원치료

초기치료는 주로 비스테로이드성 항염증제, COX-2 억제제이며, 심해지면 주사 요법을 시행한다. 그 외 물리치료와 온열요법이 효과적이다.

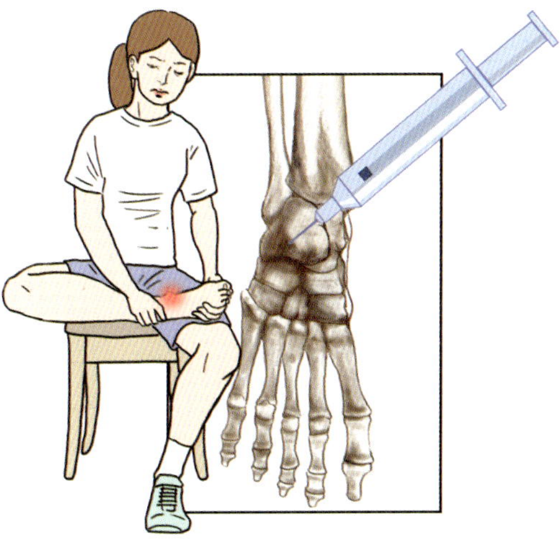

5) 앞·뒤 발목굴(족근관) 증후군

발목굴 증후군은 발목굴 내에서 종아리신경이 압박되어 발생하는 신경포착 증후군(말초신경이 주변 조직에 의해 압박 또는 손상)이다.

발목굴(족근관)은 안쪽 복사뼈의 뒷부분과 발의 굽힘근 지지띠의 윗부분과 발의 굽힘근 지지띠 사이의 공간 위 신경이 자나간다.

통증의 형태

앞발목굴 증후군은 종아리신경이 발목의 얕은층 근막을 지나는 단계에서 일어난다.

발목굴 증후군은 발목 안쪽에서 발바닥으로 내려가는 종아리경이 발목 터널 부위에서 압박되어 저린감, 통증, 발표면의 지각장애, 발바닥의 근력약화 등의 증상이 나타난다.

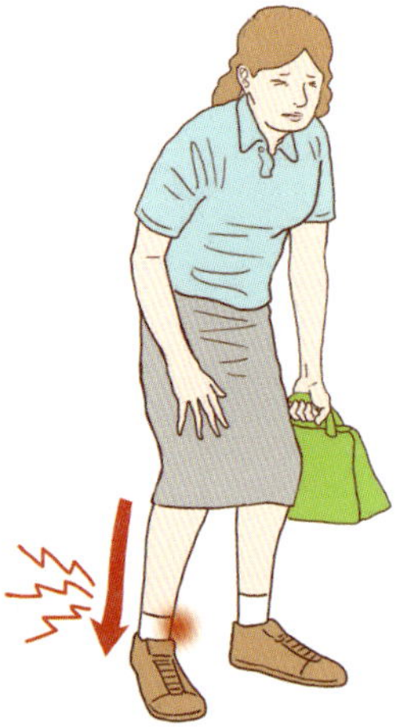

▶ 앞발목굴 증후군은 발등에 통증과 발가락에 저림증상이 생긴다.

원인

앞종아리신경이 눌리는 가장 흔한 원인은 발등에 입은 외상이다.

지나치게 꽉 쪼이는 신발을 신거나, 쪼그리고 앉아 작업 및 앉아있는 경우 잘 발생한다.

뒤종아리신경이 눌리는 가장 흔한 원인은 발목굴의 탈구, 골절, 분쇄 등으로 외상을 입은 경우이다.

병원치료

초기 치료에는 비테로이드성 항염증제, COX-2 억제제와 족관절의 고정 등이다. 그 외 물리치료와 온열요법이다.

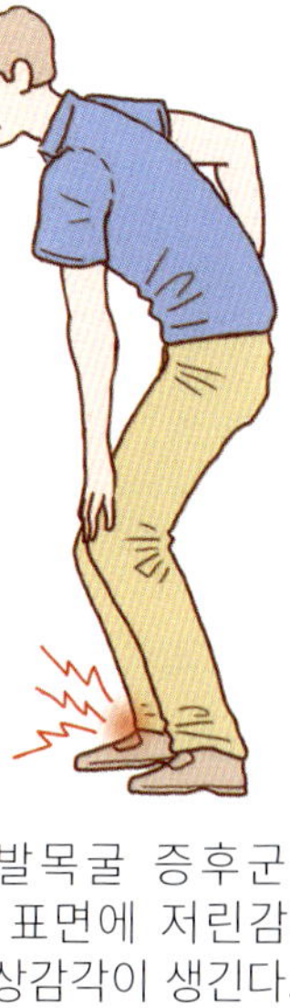

▶ 뒤발목굴 증후군은 발 표면에 저린감과 이상감각이 생긴다.

6) 아킬레스건염

아킬레스건염은 아킬레스건의 약한 부분에 미세한 균열이 생겨 아킬레스건에 염증으로 통증과 부종이 생기는 질환이다. 발꿈치뼈 부착 부위에 건염이 잘 발생한다.

통증의 형태

급성 아킬레스건염은 주로 발뒤꿈치가 들어 올려질 때 통증이 생긴다.

동통, 저린감, 이상 감각이 발바닥 옆에 생기며, 통증이 발바닥 안쪽으로 방사될 수 있다. 경우에 따라 부종과 열감, 종아리에 쥐가 날 수 있다. 아킬레스건은 반복되는 동작에 예민하며, 힘줄은 혈액이 공급되지 않기 때문에 제대로 치료되지 않으므로 미세 외상으로 남을 수 있다.

원인

걷기, 조깅, 마라톤, 등산, 각종 운동 시 잘못된 운동 방법, 평발이나 요족(평발의 반대)이 원인이 될 수 있다.

병원치료

주로 비스테로이드성 항염증제, COX-2 억제제이며, 감염 등 각종 부작용이 생길 수 있다. 그 외 물리치료와 온열요법이 효과적이다.

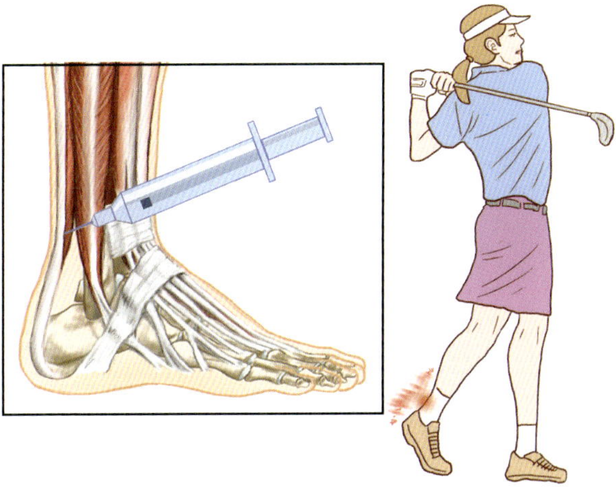

TIP 무릎의 곁 인대는 무슨 역할을 하는가?

인대와 힘줄의 차이점은
인대는 뼈와 뼈를 연결하고,
힘줄은 근육과 뼈를 연결한다.

무릎의 곁 인대는 위쪽의 넙적다리뼈와 아래쪽의 정강뼈를 연결하는 인대로서 주 역할은 무릎이 양 옆으로 이동하는 것을 억제하는 것이다.

만약 이 인대가 너무 늘어나면 인대의 부분 파열이 발생할 수 있으며, 아주 과도하게 늘어나면 완전 파열이 발생한다.

가장 흔하게 발생하는 인대 손상은 안쪽 곁인대와 전방십자인대가 같이 손상을 받는 것이다.

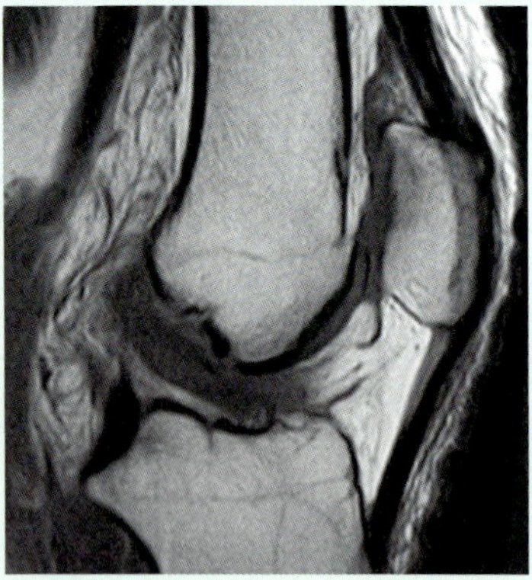

▶ 전방십자인대가 파열된 무릎의 MRI 사진

TIP **무릎의 3구역**

① 넙다리뼈와 정강뼈가 이루는 무릎관절이 있으며, 이는 내측과 외측의 2개의 구역으로 나눈다.

② 무릎 앞의 동그란 무릎뼈는 넙다리뼈와 만나서 무릎-넙다리 관절을 만든다.

③ 무릎 관절 주위에 관절낭이 싸고 있으며, 내측부 인대, 외측부 인대, 그리고 십자인대로 고정된다.

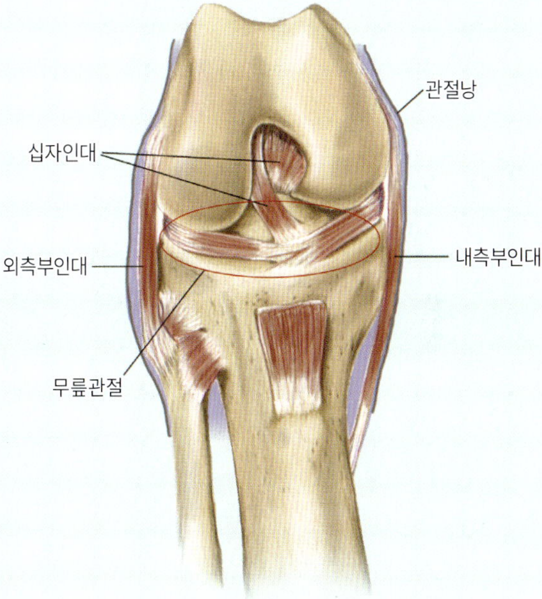

7

스마일! 마법패치 자율신경을 조절하여 통증을 치료한다

우리 몸에는 파동(氣, 에너지)이 흐르고 있다.

즉 오장(심장 폐장 신장, 비장, 간장)과 모든 기관에는

고유의 파동인 氣가 흐르고 있으며,

氣(에너지)가 정체되지 않고 잘 흐르면 건강하고,

氣(에너지)가 정체되어 잘 흐르지 못하면

자율신경의 균형이 깨져, 통증과 병이 발생한다.

자율신경이란?

신경계에는
걷거나 뛰거나 자전거를 탈 때
우리의 의지에 따라 몸을 움직이는 '수의적 신경계'와
우리의 의지와는 관계없이
맥박조절, 핏줄, 폐, 창자, 방광, 생식기의 활동과
또한 땀과 분비물을 만들어 내는 일을 하는 '자율신경계'가 있다.

자율신경에는 '교감신경'과 '부교감신경'이 있다.
대부분의 질병은 자율신경의 부조화로 인해 발생되며,
자율신경의 부조화를 회복시키면
질병이 치료된다.

'자율신경계'는 우리가 눈치 채지 못하더라도
건강을 지켜주기 위해 항상 일하고 있다.

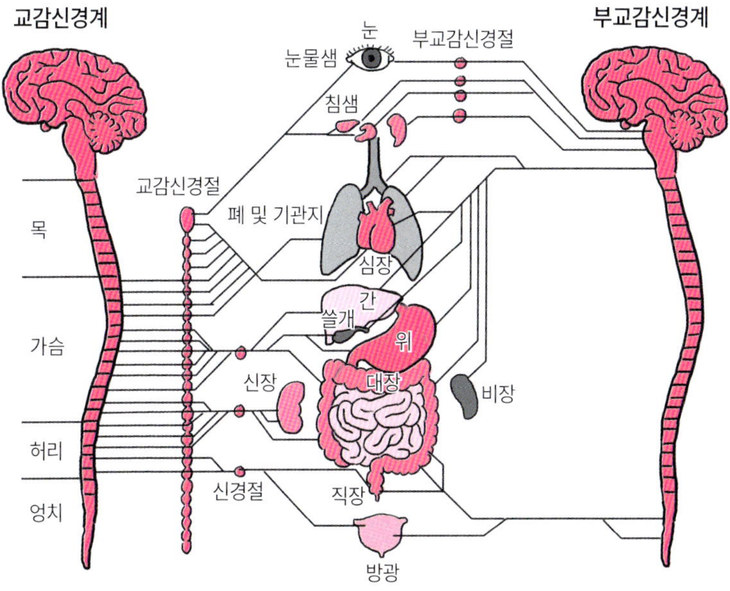
교감신경계
부교감신경계
눈
부교감신경절
눈물샘
침샘
교감신경절
폐 및 기관지
목
심장
간
쓸개
가슴
위
신장
대장
비장
허리
신경절
직장
엉치
방광

자율신경은 우리 몸의 생리를 조절한다

자율신경은 호흡, 소화, 순환, 흡수, 분비, 생식 등 사람의 '생명 유지'에 직접 필요한 기능을 무의식적으로 조절하는 몸속 컨트롤 타워다.

자율신경은 뇌의 명령을 받지 않으면서 스스로 활동하는 기관 및 장기(눈, 침샘, 폐, 심장, 위, 췌장, 간, 신장, 소장, 대장, 방광, 생식기 등)이다.

자율신경의 균형이 깨지면 파동(氣 에너지)의 흐름이 정체되어 그 부위에 통증과 병이 발생한다.

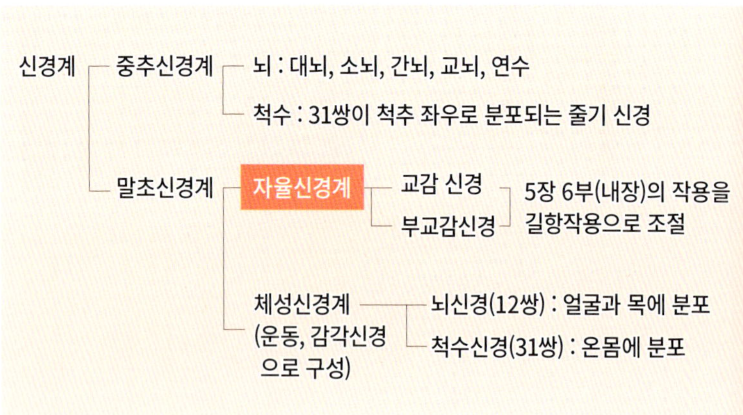

▶ 신경계와 자율신경계 도해

자율신경의

교감신경과 부교감신경은 놀이터의 시소와 같이 서로 한쪽이 올라가면 한쪽이 내려가는 길항작용을 한다.

우리가 무언가에 의해 긴장하거나 스트레스를 받았을 때 손에 땀이 배어 나오는 등의 작용이 교감신경의 역할이며, 반대로 쉬고 있을 때 편안한 몸 상태를 만들어주는 것이 부교감신경의 역할이다.

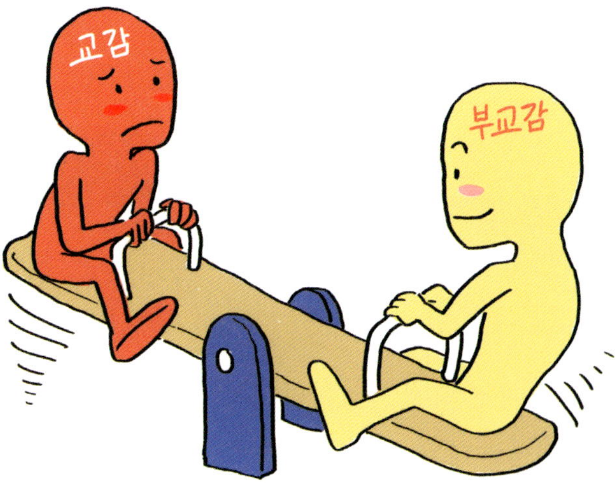

자율신경 시스템을 이루는 교감신경과 부교감신경

자율신경은

호르몬을 분비하는 내분비 기관과 함께

우리 몸의 건강과 질병을 관리하고 지배하는 중요한 역할을 한다.

교감신경은 신체의 흥분을 담당하고,

부교감신경은 안정을 담당한다.

보통의 경우는 교감신경이 자극받아 항진(활성화)되면,

이어서 부교감신경이 작용하여 안정화 상태로 돌아오게 되며, 이처럼 밸런스가 적절할 때 건강한 몸을 유지하게 되는 것이다.

그러나 이 밸런스가 무너지면

교감신경이 나치게 활성화되어 항진 상태가 되고

교감 신경이 항진 되면 백혈구 중 과립구의 활동성이 증가하게 된다.

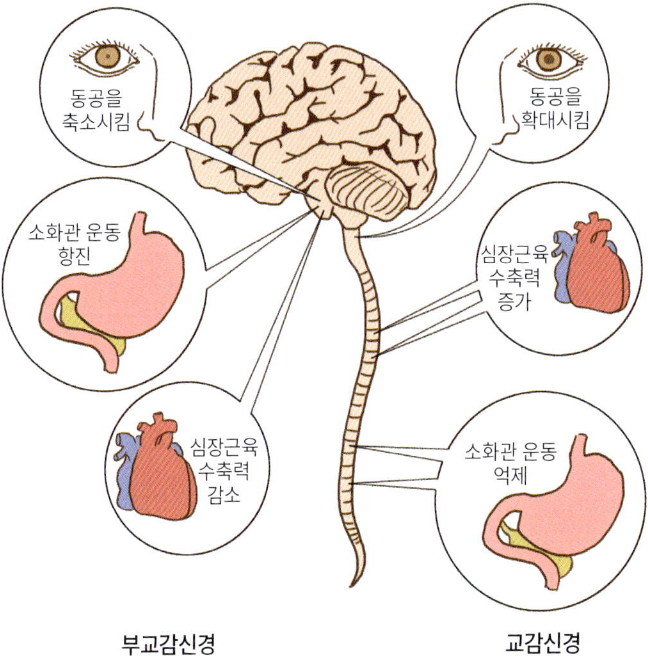

▶ 교감신경과 부교감신경의 역할

교감신경은

흥분, 긴장 등의 몸 상태를 유지시키고 혈압 ,혈당을 높이며 소화관의 분비, 운동 등을 억제한다.

또한 신체가 어떤 위급한 상황에 놓여 있을 때 그에 대응 할 수 있도록 몸의 활동을 조절한다.

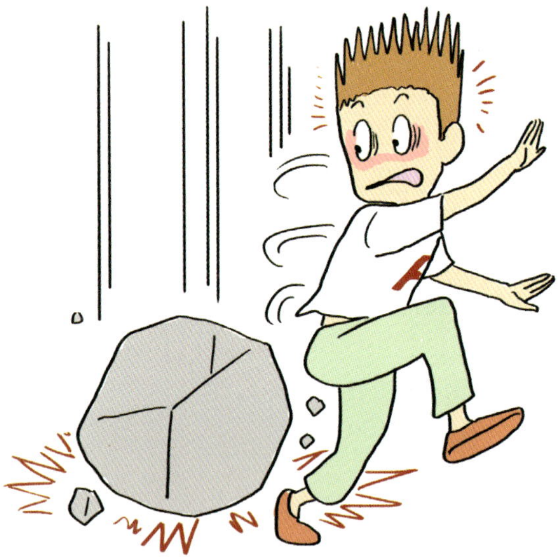

▶ 신체가 위급한 상황에 닥쳤을 때 몸의 기능을 관장한다

교감신경이 활성화(흥분)되면

심장은 더욱 빨리 뛰고, 혈압은 상승한다.

이러한 상황이 오래 지속될 경우,

두통, 불면증, 불안증, 가슴 두근거림, 이명,

충혈, 안구건조증, 비염, 어깨통증, 요통, 변비,

식욕부진, 고혈압, 치질, 치조농루, 급성췌장염, 급성신장염 등의 다양한 증상이 나타난다.

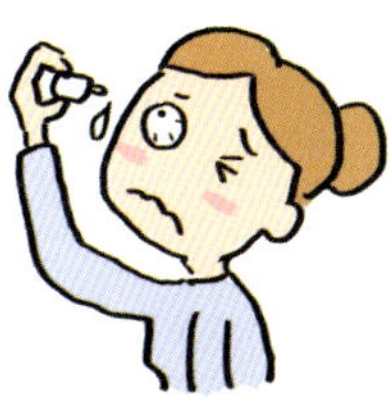

안구 건조증

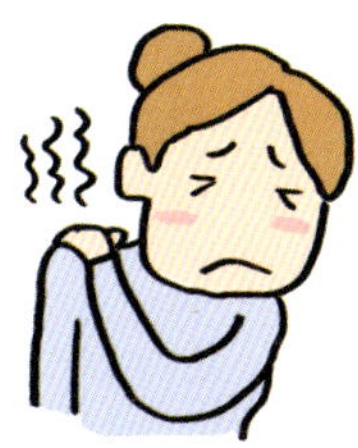

어깨 통증

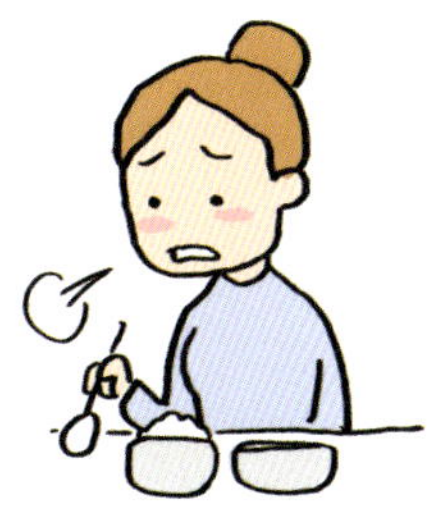

식욕 부진

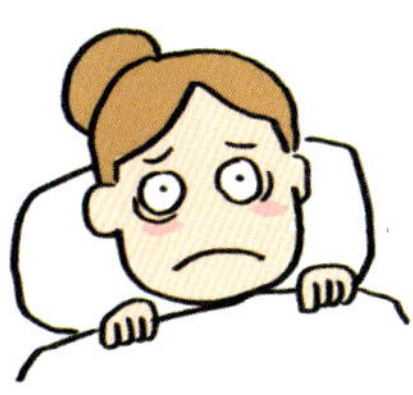

불면증

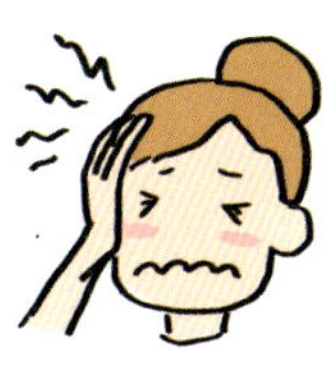

두통

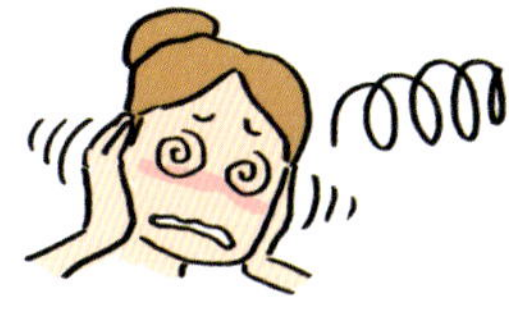

이명

부교감신경은

에너지를 절약하여 몸에 저장하는 역할을 하며 부드럽고 편안한 행동 등의 몸 상태를 유지시키고 쉬거나 음식을 먹을 때는 호흡이나 심장이 편안한 상태를 유지한다.

예를 들어
스트레스를 받으면 음식을 많이 먹게 되는 경우가 있는데 이것은 소화기관이 부교감신경과 연결되어 마음을 편하게 해주기 때문이다.

그러나 과식으로 인하여

많이 먹는 만큼 외부에서

이물질이 몸에 들어오며,

소화기관이 소화효소를

이용하여 이종단백질을

분해하기 때문에 여성은 비만,

남성은 당뇨병에 걸리기 쉽다.

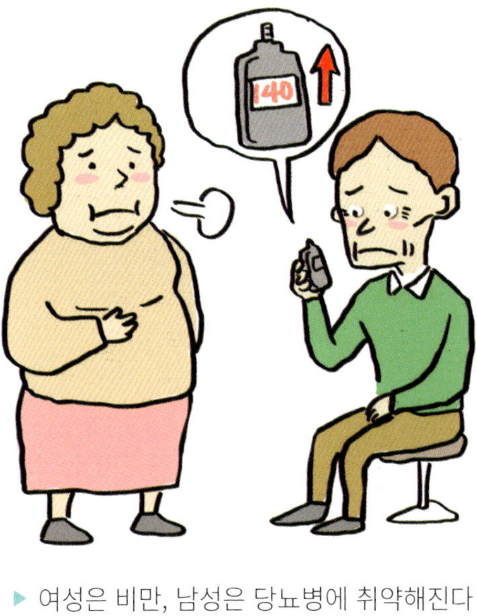

▶ 여성은 비만, 남성은 당뇨병에 취약해진다

부교감이 활성화(흥분)되면

혈관이 지나치게 열려 혈압이 내려가고

조직에 혈류가 정체되어 혈액순환 장애로

만성피로증후군의 원인이 된다.

또한 부교감신경의 활성화로 우리 몸에서 면역기능을 담당하는 림프구가 증가하면

피곤하고 기운이 없게 된다.

위염, 장염 등과 함께 남성의 경우 발기력이 떨어지고,

사정이 빨라지는 조루현상이 생기며,

심한 경우 전립선에 염증이 생기거나 전립선비대가 발생할 수 있다.

뿐만 아니라 콧물, 가려움증, 두드러기, 알레르기질환, 기운 없음 등의 수많은 증상이 나타난다.

여성의 경우 생리통, 자궁이상, 불감증 등이 증가한다.

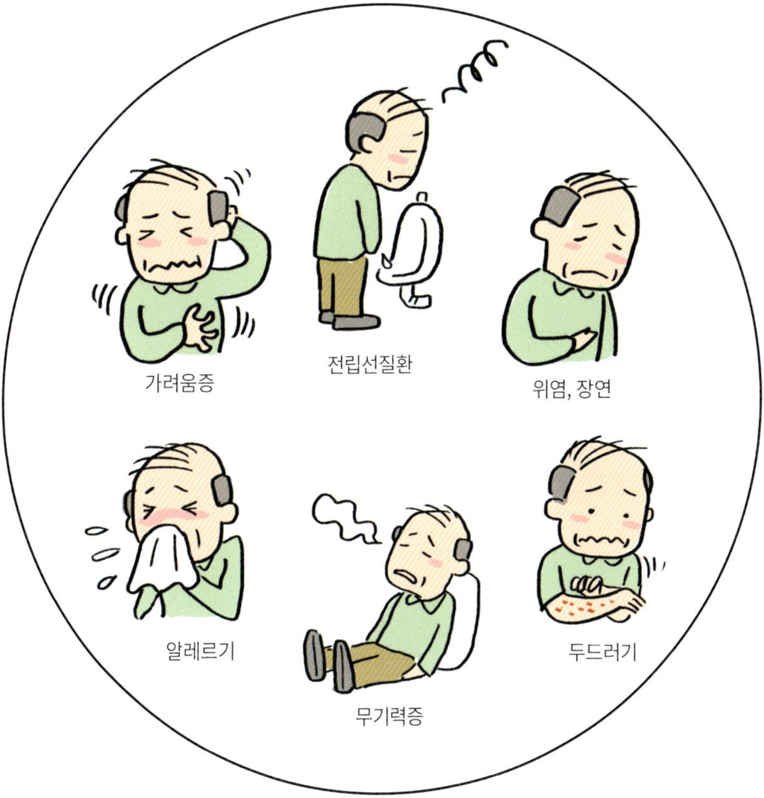

자율신경계를 조절하는 관제탑 '시상하부'

체온, 수분균형, 대사조절에 작용하는 시상하부는

시상의 앞쪽 끝부분 아래에 위치하고,

주요감각계의 통합중추인 시상의 10분의 1 크기다.

각종 호르몬 분비를 담당하는

뇌하수체는 시상하부에 매달려 있다.

시상하부도 시상과 마찬가지로 좌우에 한 쌍이며,

여러 개의 핵 군으로 이루어져 있다.

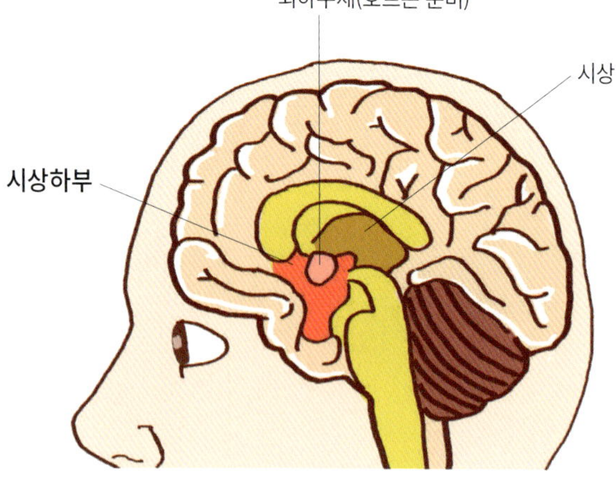

시상하부는

자율신경계의 교감신경과 부교감신경의 균형을 조절하고, 우리 몸의 다양한 호르몬 분비를 총괄하는 뇌하수체의 호르몬 분비를 촉진하거나 억제함으로써 내분비계를 통제한다.

또한 추울 때 몸을 떨게 하거나

더울 때 땀을 배출하는 등의 감각신호에 반응해

중추신경으로 전달하는 체성운동 반응을 일으킨다.

이처럼 시상하부는 자율신경계의 관제탑이자

교감신경과 부교감 신경의 총괄지휘본부라 할 수 있다.

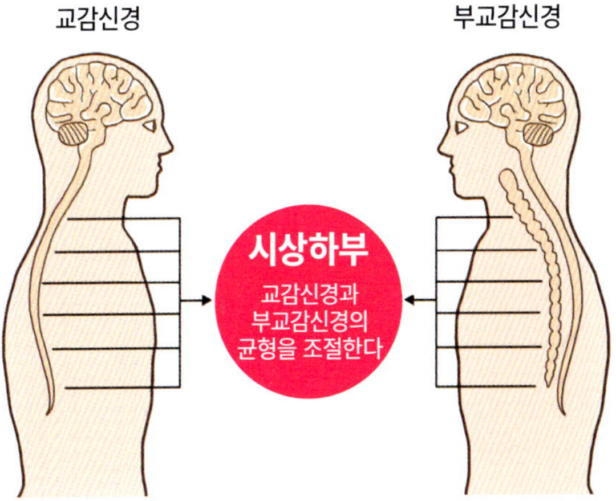

자율신경계와 내분비계를 주관하는 시상하부

우리의 의지대로 조절하지 못하는 자율신경계통과 내분비계통을 주관하는 기관이 바로 시상하부이다.

자율신경계통은 교감신경과 부교감신경을 말하고, 내분비계통은 호르몬을 말한다.

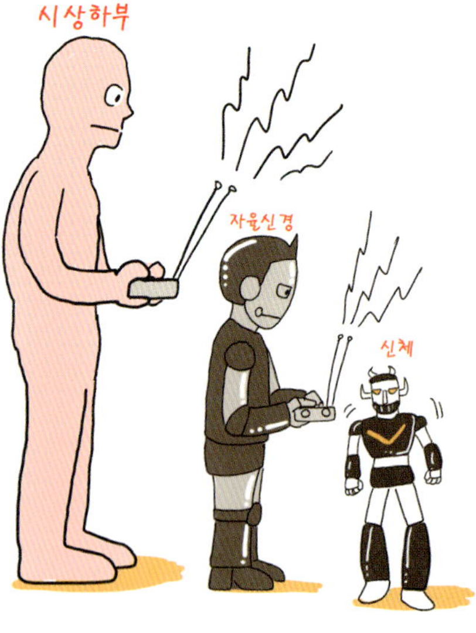

자율신경은 오장육부와 면역을 지배한다.

우리 몸의 생명을 유지하고 조절하는 신경이 자율신경이다.

심장이 박동하고

감각기관을 조절하고

위장과 소장 대장을 움직이고

호흡기를 통해 숨 쉬는 등

자신의 의지와 상관없이 생명활동을 컨트롤하는 것이

자율신경이 하는 일이다.

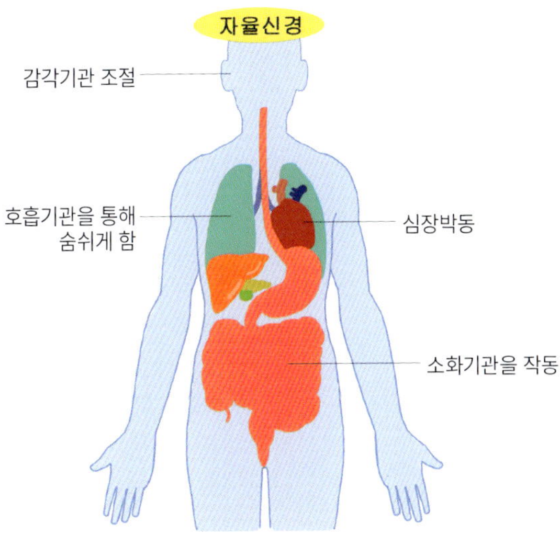

스마일! 마법패치 통증 셀프치료요법으로 자율신경을 조절하여 치료한다

우리몸의 자율신경의 분포를 보면 팔 다리의 앞에 해당하는 부드러운 면은 부교감신경 분포가 많고, 팔 다리의 뒤에 해당하는 딱딱한 면은 교감신경 분포가 많은 경향이 있다.

많은 질병의 근본 원인은 자율신경실조로 인해 에너지가 부족하여 체액 또는 대사 산물의 순환이 원할히지 못하여 발생한다. 스마일! 마법패치 통증 셀프치료요법은 자율신경 기능을 회복시켜 각종 질병을 치료한다.

▶ 자율신경계의 길항작용

교감신경	부교감신경
심혈관계 활동 증가	심혈관계 활동 억제
소화관 억제 작용	소화관 촉진작용
간, 담낭, 방광 기능 억제	방광기능 촉진
침, 눈물, 소화액 분비 감소	침, 눈물, 소화액 분비 증진
땀샘분비 증가	땀샘분비 억제
에너지 대사 증진	에너지 대사 감소

Q1. 관절 수술의 후유증 안전한가?

무릎인공관절수술의 부작용 가장 심각한 문제를 초래할 수 있는 것이 수술 중 감염이다.

서울성모 병원 고인준 교수 연구팀은 수술 전 중추신경감각 환자, 수술 후 무릎 기능이 호전돼도 통증은 지속 될 수 있다고 하였다.

말기 관절염 환자분들을 만났을 때 적절한 치료시기를 놓쳐버린 경우가 흔히 있다.

피치 못해 인공관절이라는 치료 방법을 선택하는 상황이라면 그 시기를 두려움 때문에, 너무 늦추는 것은 다른 건강을 해치는 원인이 될 수 있다

결론부터 말하면 인공관절 수술은 후유증이 있을 수 있지만, 이러한 후유증은 의사와 환자간의 노력과 긴밀한 협조로 그 확률을 충분히 줄일 수 있다.

관절경을 이용한 수술은 칼로 째는 부위가 크지 않고 시간도 절약된다.

수술 후 회복이 순조로워 수술한 자리가 아문다고 관절염이 완치되지 않는다.

수술부위가 아물고 재활치료가 끝난 후에도 무릎통증은 여전히 가시지 않는다.

갑작스런 외상으로 인한 경우를 제외한 대부분의 관절질환은 장시간에 걸쳐 진행된다.

때문에 조기에 치료하면 큰 고통 없이 수술을 하지 않고도 치료가 가능하지만 의사나 한의사를 잘못 만나거나 주변의 단편적인 의학지식에 현혹되어 치료를 제대로 받지 못하면 결국 수술의 지경에 이르게 된다.

*** 결론적으로**

무릎 통증을 초기에 스마일! 마법패치 통증 셀프치료요법으로 치료하면 치료가 가능하다.

또한 수술 후 발생하는 무릎 통증도 스마일! 마법패치 통증 셀프치료요법으로 치료하면, 놀라울 정도로 통증이 치료된다.

Q2. 관절질환의 잘못된 선입견

첫 번째

관절에 통증을 일으키는 질환은 퇴행성관절염 말고도 100여 가지가 될 정도로 많다.

퇴행성관절염은 노년층에 많이 발생하며, 이로 인해 나이 들면 어쩔 수 없이 생기는 병으로 생각하는 선입견이 문제이다.

두 번째

관절이 붓고, 아프고, 열이 나면 대개 관절 안에 고름이 꽉 차는 염증으로 의심한다.

그리하여 염증을 없애기 위해 소염 진통제를 복용하여 일시 통증이 줄면 염증이 사라질 것으로 착각한다.

그러나 관절질환의 통증이 염증에서 비롯되는 것은 사실이지만, 관절염의 염증은 고름이 꽉 찬 일반적인 염증이 아니기 때문에 당장 제거할 것은 아니다.

왜냐하면, 관절부위가 손상되면, 인체는 스스로 치료하기 위해 손상 주위의 혈류량을 증가시키고, 면역세포의 유입을 대폭 늘린다.

혈류량이 증가되면 자연히 그 주위는 열이 나고, 면역세포가 모여 활동하면 붓기 마련이다.

열이 나면 자연히 통증이 동반되는 것이다.

즉 관절질환으로 염증이 생겼을 때 초기에 스마일! 마법패치 통증 셀프치료요법으로 치료하기 바란다.

*** 결론적으로**

스마일! 마법패치 요법은 氣(에너지)로 관절의 염증 부위 및 수술 후 관절염 통증을 완화시키고 치료한다.

저자 문 준 호

- 현 후생의원 원장
- 저서

기적같은 통증치료. 도서출판 정담. 2024.

기적같은 통증치료

발행일 2023년 3월 17일 초판 발행
2024년 5월 13일 개정판 발행
발행인 김정찬
편집기획 김정찬
발행처 도서출판 정담
주소 서울특별시 송파구 송이로17길 50-27
(가락동 13-10) 2층
전화 02-443-2791
팩스 02-430-7370
홈페이지 www.jdb.co.kr
등록 제 22-135호

정가 18,000원
ISBN 978-89-8085-878-1